科学备孕系列丛书

生活中的那些事儿

主编 孙爱军 冯晓玲 李晓冬

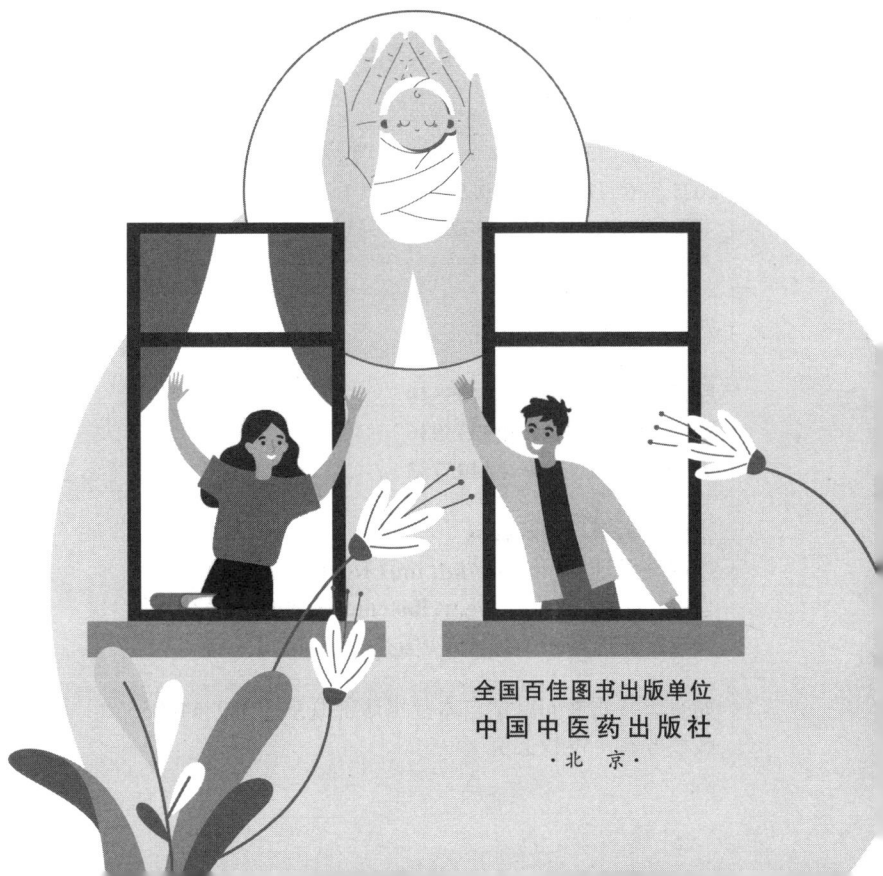

全国百佳图书出版单位

中国中医药出版社

·北京·

图书在版编目（CIP）数据

生活中的那些事儿 / 孙爱军，冯晓玲，李晓冬主编 . 北京 ：中国中医药出版社，2025.6. --（科学备孕系列丛书）.

ISBN 978-7-5132-9349-5

Ⅰ. R169.1

中国国家版本馆 CIP 数据核字第 2025QN5453 号

中国中医药出版社出版

北京经济技术开发区科创十三街 31 号院二区 8 号楼
邮政编码　100176
传真　010-64405721
河北新华第二印刷有限责任公司印刷
各地新华书店经销

开本 880×1230　1/32　印张 3.5　字数 82 千字
2025 年 6 月第 1 版　2025 年 6 月第 1 次印刷
书号　ISBN 978 - 7 - 5132 - 9349 - 5

定价　29.80 元
网址　www.cptcm.com

服 务 热 线　010-64405510
购 书 热 线　010-89535836
维 权 打 假　010-64405753

微信服务号　zgzyycbs
微商城网址　https ://kdt.im/LIdUGr
官 方 微 博　http ://e.weibo.com/cptcm
天猫旗舰店网址　https ://zgzyycbs.tmall.com

如有印装质量问题请与本社出版部联系（010-64405510）

《生活中的那些事儿》
编委会

主　编　孙爱军　冯晓玲　李晓冬

副主编　（按姓氏笔画排序）

王　玮　庄晓晨　李慧敏　张巧利

郑庆梅　赵银卿　胡玉林　段　洁

耿秀荣　梅　梅　谭章云　颜晓红

编　委　（按姓氏笔画排序）

于婧璐　马丽娜　王　炜　王　颖

王云丽　王慧民　支琳琳　冯绣梅

匡洪影　刘　艳　刘志云　孙　淼

李　杨　李　妍　李　娜　李昭昭

时思毛　吴松宇　张俐佳　陈　璐

陈红莉　孟长荣　胡喜姣　赵　颜

姚玉洁　姚颖杰　莫琳玲　徐晓宇

黄楠楠　常　卓　温程程　蔡　泓

颜丽丽

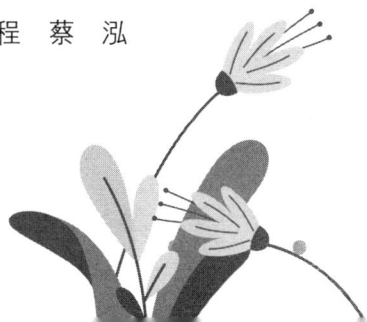

前　言

　　在这个充满挑战与机遇的时代，我们深知健康备孕对于每一个家庭的重要性。作为《生活中的那些事儿》的编者，我们感到无比荣幸，能够与大家分享科学备孕的宝贵知识。本书旨在为渴望拥有健康宝宝的家庭提供一份详尽的指南，帮助他们了解备孕过程中的点点滴滴。

　　在编写本书的过程中，我们集结了专业的作者团队，他们不仅拥有深厚的医学背景，更有着丰富的临床经验。我们相信，通过他们的专业知识和经验，能够为读者提供准确、实用的备孕指导。本书分为多个章节，内容涵盖了中医备孕科普、社会心理因素等多个方面，全方位地为读者提供备孕所需的知识。

　　我们深知，备孕不仅是一个生理过程，它同样涉及心理、社会等多个层面。因此，我们在书中特别强调了社会心理因素对备孕的影响，希望能够帮助读者在心理上做好准备，以最佳的状态迎接新生命的到来。我们希望通过这本书，能够帮助每一对夫妇科学、健康地备孕，减少不必要的焦虑和压力。

　　在这本书的编写过程中，我们得到了许多专家和同行的支持

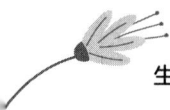

与帮助，在此表示衷心的感谢。我们也希望读者能够通过阅读本书，获得宝贵的知识，为未来宝宝的健康打下坚实的基础。

最后，我们衷心祝愿每一位读者都能在备孕的道路上一帆风顺，早日迎来家庭的新成员。愿本书能够成为您备孕路上的良师益友。

编者

2024 年 12 月

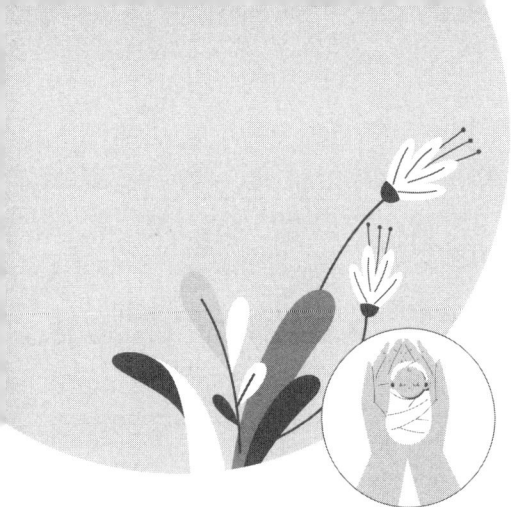

目 录

社会心理因素 ·························· 49

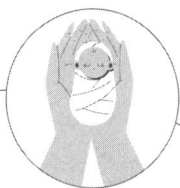

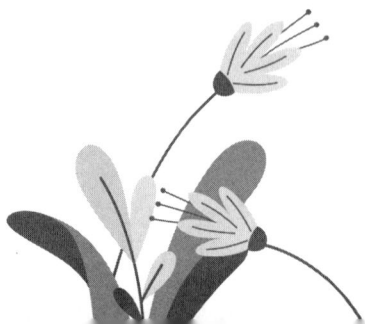

中医备孕科普

时常手脚发凉，想要宝宝可以艾灸吗

❤ 艾灸的原理 ❤

艾灸是中医疗法中的灸法，艾灸用的中药材是艾叶，是通过点燃用艾叶制成的艾炷或艾条，其热量和药物作用透达人体的穴位，达到保健治病目的的一种自然疗法。艾叶性温，具有温经散寒、回阳通脉、行气活血之功并且无毒，备孕的妈妈们可以放心使用。

艾灸是一种"内病外治"的医术，通过对经络腧穴的温热刺激，调节人体紊乱的脏腑功能，加强机体气血运行，改善血液循环，发挥整体调节的作用。

❤ 艾灸对妊娠的益处 ❤

1. 艾灸产生的温热效应能激发气血的运行，温散寒邪，消瘀散结。

2. 艾灸能更好地降低子宫动脉血流阻力，改善子宫胎盘血流供氧，亦可调节性激素水平，改善免疫功能，提高妊娠率，改善妊娠结局。

❤ 艾灸的穴位及操作方法 ❤

1. 艾灸的穴位

（1）神阙穴：位置在肚脐。

（2）关元穴：位置在脐下 3 寸。最常用的取穴方法，中医叫作"一夫法"，就是把 4 根手指并拢，指间关节的宽度是 3 寸，在脐下取四指的宽度，即关元穴。

2. 艾灸的操作方法

以上两个穴位每次艾灸约 20 分钟，连续 7~10 天。温度以感觉温热舒适为宜。

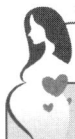

温馨提示

妇女经期不宜施灸，孕妇体热不适宜施灸，对于一些热性病慎用灸法。

爱生气的备孕女性们，要小心"肝"哦

💜 从中医角度认识肝的生理特性、生理功能及生理联系 💜

1. 肝的生理特性

（1）肝为刚脏。肝在五行中与木相通应，所以具有木的喜条达、恶抑郁的特性。

（2）肝主升发。具有升动阳气、条达舒畅、生机不息的特性。

（3）肝体阴而用阳。肝藏血，以血为体，故"体阴"；肝气主升主动，以气为用，故"用阳"。

2. 肝的生理功能

（1）肝主疏泄。肝具有疏通畅达全身气血津液的作用，这些作用体现在调畅全身气机、促进津血运行、促进脾胃运化、调畅情志活动、调节男精女血等方面。而当肝主疏泄的生理功能受到影响，则会引起急躁易怒、胸胁乳房胀痛、月经不调及不孕等，故有"女子以肝为先天"之说。

（2）肝主藏血。肝具有贮藏血液、调节血量和防止出血的作用，若肝主藏血的功能受到影响，可能会引发各种出血症状。

3. 肝的生理联系

（1）肝在志为怒。情志与肝的作用是相互的，肝血充足，肝气平和，虽受外界刺激，但能使怒而不过，有所节制；若肝阴血不充，不能涵养怒志，稍有刺激，则怒不可遏。另外，大怒或郁怒不解对机体的刺激过度时，会影响肝的生理功能，导致肝气郁结，进而引发其他病症。

（2）肝在体合筋，其华在爪。肝血具有滋养全身筋膜的功能，且爪甲的色泽形态能反映肝的功能。例如，爪甲淡白枯槁、变形、脆裂、痿软而薄等情况均反映肝血不足。

（3）肝在窍为目。视物不清、两目干涩、夜盲等，均可反映出肝的状态不佳。

（4）肝在液为泪。泪液的分泌能够反映肝的功能。

（5）肝在时应春。肝与春气相通，人体之肝气应之而旺。故平素肝气偏旺者在春季更易加重，情绪更易出现波动，而春季也更应注意调肝、养肝。

❤ 从中医角度调肝、养肝 ❤

1. 简易推肝经与敲胆经

推肝经：沿膝内侧至大腿内侧中线匀速、适力推揉 10~15 分钟，可用手掌或用刮痧板、滚轮等辅助，建议下午或晚间操作。

敲胆经：沿大腿外侧至膝关节外缘匀速、适力敲打 10~15 分钟，可用手拳或用捶捶乐、中药包等辅助，建议上午或晨间操作。

2. 疏肝理气茶饮

陈皮、佛手、香橼、玫瑰花均有疏肝或理气之功效，可选取其中 1~2 种，用开水冲泡后代茶饮用。

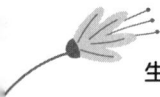

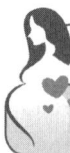

温馨提示

中药材必须在专业医生指导下方可应用！

备孕中发现白发多，穴位按摩能有效吗

♥ 白发增多对备孕的影响 ♥

中医学认为："发为血之余。"头发乌黑茂密是体内气血充足的体现。白发突然增多，可能是血虚的表现。长期血虚可出现神疲乏力、面色萎黄、头晕眼花、月经量偏少等症状，影响备孕。

♥ 养血的常用穴位及按摩方法 ♥

1. 常用穴位——血海

血海穴为脾经产生的血液所聚集之处，按摩血海穴可改善血虚的症状，用于治疗妇科月经病。

定位：屈膝，在髌底内侧端上 2 寸，当股内侧肌隆起处。

简便取穴法：被按摩者屈膝，按摩者以左手掌心按于被按摩者右膝髌骨上缘，第 2~5 指向上伸直，拇指约呈 45°斜置，拇指指尖下取穴。对侧取法仿此。

2. 穴位按摩

被按摩者保持平卧位或坐位，以点、按、揉的方式进行按摩，可以选择其中 1 种或者多种方式进行按摩。双侧穴位同时按摩，每天按摩 1~2 次，每次按摩 10 分钟。

温馨提示。

　　被按摩穴位时可能出现酸、麻、胀、痛等感觉，这是穴位得气的体现，按摩力度以自身舒适为宜。

备孕"姨妈痛"，药膳来帮忙

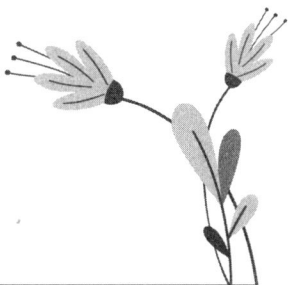

❤ "姨妈痛"的原因 ❤

中医学认为导致"姨妈痛"（痛经）的原因有两种：一是"不通则痛"，即气血不通、运行受阻导致疼痛；二是"不荣则痛"，即气血不足、失于濡养导致疼痛。

❤ 药膳的作用 ❤

药膳是一种以药物和食物为原料的具有食疗作用的膳食。它是中国传统医学与烹饪经验相结合的产物，"寓医于食"，将药物和食物结合，相辅相成，相得益彰。

药膳具有养生的作用，不仅营养丰富，还可以防治疾病、保健强身、延年益寿。在中医食疗理论的指导下，将药物、食物均衡搭配，既营养又能增强疗效。

药膳是中医食疗的重要组成部分，可以有针对性地缓解备孕期女性"姨妈痛"的症状，通常可以取得不错的疗效，而且安全、无不良反应。

以下是两道简单易学的药膳：生姜大枣饮和当归生姜羊肉汤。

1. 生姜大枣饮

组成：大枣 5~7 枚洗净后去核，生姜 3 片切丝备用，也可依据个人口感对生姜用量进行微调。

做法：锅中放入 500mL 清水，加入大枣、姜丝后，大火烧开，后转小火煮 10 分钟，再加入适量红糖，煮开后即可食用。

应用：适用于因过食寒凉食物而引起的疼痛或疼痛加重，或者说热敷能够缓解的疼痛，如经期腹部冷痛等。

注意事项：经前 3~5 天开始服用，连服 1 周，趁热服用效果最佳。

2. 当归生姜羊肉汤

组成：当归 30g，生姜 60g，羊肉 500g 等材料洗净，羊肉、生姜切片备用。

做法：将羊肉置于沸水中去除血水，捞出晾凉，然后将所有食材放入砂锅内；中火煮开后转为小火慢炖；待羊肉熟烂后，取出生姜及当归，可加入适量的白胡椒、盐等，依据个人口味来调制。

应用：适用于经期小腹隐隐作痛，平时常感疲劳乏力，月经量较少、颜色淡等。

注意事项：月经来潮前 1 周服用，经期勿服。

温馨提示

"姨妈痛"较为剧烈，甚至疼痛晕厥者，需要去正规医院进行就诊！

小豆子，助好"孕"

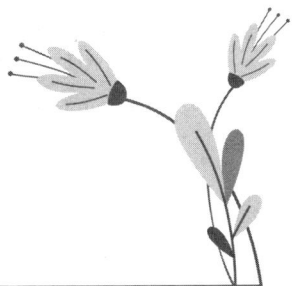

❤ 什么是耳穴压豆呢 ❤

耳穴压豆，也叫耳穴压籽，一般选用质地坚硬而光滑的小粒植物种子（王不留行籽）或磁珠，将其固定在 $0.6cm^2$ 大小的医用胶布上，由医务人员贴在耳部穴位上并进行适当按摩，可以起到治疗和保健作用，是一种治疗月经不调、痛经和不孕的常用非药物疗法。

❤ 耳穴压豆如何起到治疗作用呢 ❤

耳穴压豆是通过刺激耳部穴位，起到调整脏腑功能、调理气血的作用，进而助孕。

❤ 耳穴压豆有哪些注意事项呢 ❤

1. 耳穴压豆是在中医理论指导下的一种非药物疗法，建议去正规医疗机构就诊，在医生指导下进行。

2. 耳穴压豆按摩时要注意按压的频率和手法。

3. 每次按压前要清洗双手，预防感染。

♥ 耳穴按摩小妙招 ♥

内生殖器耳穴位于耳部三角窝前 1/3 的下部，是治疗月经不调和助孕的常用穴位，可进行自我保健按摩。按摩时，先用食指稍用力按压穴位，直至出现酸胀感。维持此力度，来回揉擦 1~2 分钟，至耳部及同侧面部出现酸胀感、发热感为宜。每天重复 3~5 次，两侧耳朵可同时或者交替进行。

敲敲肝经"孕气"好

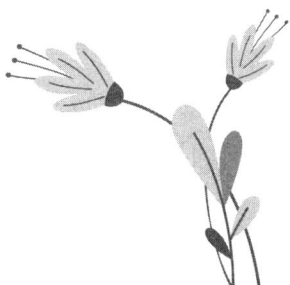

❤ 中医对肝脏的认识 ❤

中医藏象理论的肝，不仅指解剖学意义上的肝，而且强调其功能性，其主要的生理功能是主疏泄和藏血，其生理特性是主升主动，喜条达而恶抑郁。古语有云："肝者，将军之关，谋虑出焉。"中医认为，肝像是一位杀伐决断的将军，人体的气、血、津、液等物质就像是将军手底下的将士。肝功能正常，指挥得当，才能指挥将士们何时出兵，何时收兵。

❤ 肝经的循行 ❤

经络是运行气血，联系脏腑、形体、官窍的通道。这个概念可能有点晦涩难懂。我们可以将经络看作河床，气血看作河水，脏腑看作湖泊。河水想汇聚成湖泊，需要河床的连接。肝经，全称足厥阴肝经，是一条运送气、血、津、液等物质至肝脏及肝脏相关的形体、官窍的通道。

肝经起于足大趾末节外侧的大敦穴，沿足背上行过膝内侧，沿大腿内侧，至小腹肝所居之所，属肝，络胆，继续上行至眼角，出于额，上行与督脉会于头顶部。

❤ 敲肝经对女性生殖功能的益处 ❤

敲肝经可以使经脉气血运行顺畅，而肝经气血通畅，促使经血按时来潮，经量固有定数。同时，敲肝经可以疏肝解郁，使情志顺达，舒缓情绪。

肝经气血顺畅，月经规律，心情愉悦，机体才能有充足的气血、高质量的卵子、充沛的精神。这时候的女性才能更易受孕、养胎和安胎。

❤ 肝胆互为表里 ❤

肝胆同居于右胁下，胆附于肝叶之间，足厥阴肝经属肝络胆，足少阳胆经属胆络肝，二者互为表里。自古便有"肝胆相照"这一成语，肝胆像是一对好哥儿俩，互相照应。所以，敲肝经的同时也应配合敲胆经。

❤ 敲肝胆经的具体步骤 ❤

1. 时间
上午 7 点至 11 点。
2. 工具
柱状木棍或按摩器或瑜伽棒或握拳的手。
3. 寻肝经的位置
大腿内侧中线。
4. 寻胆经的位置
大腿外侧中线。

5. 敲肝经的方向

大腿内侧根部至内侧膝关节。

6. 敲胆经的方向

大腿外侧根部至外侧膝关节。

7. 手法

敲、揉、搓。

8. 力度

轻柔、均匀。不宜用力过猛，有轻微的疼痛感，皮肤微微发热即可。

9. 频率

要有节律感，每日敲击一侧大腿 36 次。

温馨提示

1. 敲肝经是中医保健项目，具有辅助治疗的作用。

2. 科学备孕需要去正规医院，听从专业医生的意见。

备孕期间可以吃红枣吗

❤ 红枣的作用 ❤

研究显示，红枣具有一定的养血美颜、增强人体免疫力、促进睡眠、抗癌防癌、防治骨质疏松症和贫血、防治心血管疾病的作用。备孕期出现胃口不佳，身体瘦弱，气虚无力，面色萎黄无光泽，睡眠不佳，大便稀薄，情志抑郁，悲伤欲哭，或心中烦乱不安等症状时，就可以服用红枣以改善症状。

❤ 红枣对备孕的影响 ❤

1. 红枣的益处

红枣富含蛋白质、糖类、维生素、钙及氨基酸，有益于备孕期各种营养的补充。此外，红枣还含有叶酸，对妊娠期妇女来说是较好的叶酸补充食品。

2. 服用红枣的注意事项

（1）吃红枣时，应该注意要选择新鲜红枣，并且服用前要进行清洗，避免农药的残留。

（2）红枣皮不易消化，容易导致便秘，服用时应尽量吐皮。

（3）红枣糖分含量高，服用后要及时清洁牙齿以预防龋齿。

也正因如此，患有糖尿病的备孕人群不建议吃红枣。

（4）吃红枣不宜过量，每天建议吃 3~5 颗红枣，1 天 2 次，不要与鱼、虾、蟹、葱、蒜、胡萝卜等同时服用。

（5）红枣的食用方法多种多样，如红枣糕、红枣药膳等。

❤ 红枣药膳——红枣银耳羹 ❤

组成：红枣 100g、银耳 100g、冰糖 10g。

做法：锅中放入 3 碗水，将泡发的银耳、红枣、冰糖放入，大火煮开后，调中小火煮制 1 小时左右即可出锅。

应用：若女性在备孕期出现胃口不佳、面色萎黄、睡眠不佳、大便稀薄等症状时，可以尝试服用红枣银耳羹，可在一定程度上缓解以上症状。

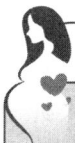

温馨提示

若上述症状长时间没有得到改善，需到正规医院寻求医生的指导，不可一味长期服用。

备孕期间胃胀气，按摩哪些穴位可以缓解

💜 什么是胃胀气 💜

胃胀气的表现为上腹部出现饱胀、压迫感，且饮食后加重。

💜 胃胀气是怎么产生的 💜

消化系统的慢性炎症、反流都会影响胃的排空速度。由于胃内食物不断给胃壁施加压力，同时胃内食物过度发酵产生大量气体，使胃内压力进一步升高，上腹部出现饱胀感、压迫感，导致胃胀气。

💜 导致胃胀气的相关因素有哪些 💜

1. 先天因素
脾胃不足。
2. 后天因素
不良生活习惯。例如，生活作息混乱，长期熬夜，饮食不规律，缺乏锻炼，饮食油腻。

❤ 哪些穴位可以缓解胃胀气 ❤

1. 内关穴

定位：在前臂前侧，腕掌侧远端横纹上 2 寸，掌长肌腱与桡侧腕屈肌腱之间。

取穴：将右手食指、中指、无名指并拢，并把无名指放在左手腕横纹上，右手食指和左手手腕交叉点的中点为内关穴。

按摩方法：两手拇指交替按揉内关穴，并定位打圈 3~5 分钟。如发作时伴有疼痛，则按摩时间可延长至 10 分钟左右。

作用：调畅气机，改善胃胀气、恶心等症状。

2. 足三里穴（足阳明胃经上重要穴位之一，为临床常用保健穴、强壮穴）

定位：在小腿外侧，犊鼻下 3 寸，胫骨前嵴外一横指处，犊鼻与解溪的连线上。

取穴：坐位，同侧手虎口围住髌骨上外缘，其余 4 指向下，中指指尖处为足三里穴。

按摩方法：两手拇指指端点按足三里穴 3~5 分钟，如果伴有疼痛，则按摩时间可延长至 10 分钟左右。力度需略重，直到有酸麻的感觉。

作用：调节肠胃功能，强身健体，延年益寿。

3. 中脘穴

定位：在上腹部，脐中上 4 寸，前正中线上。

取穴：肚脐上五横指宽度为中脘穴。

按摩方法：用手指揉按穴位，打圈 3~5 分钟。

作用：可用于治疗呃逆、腹泻、便秘、胃炎、腹胀、胃溃疡等消化系统疾病。还可用于治疗失眠、子宫脱垂等。

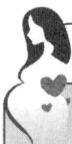

温馨提示。

1. 按摩内关穴、足三里穴及中脘穴，不但能够缓解备孕期间胃胀气症状，而且具有健脾养胃的保健作用，能够防止妊娠时胃部不适症状的加重。

2. 胃部的疾病三分在治，七分在养。平素作息规律，饮食节制才是避免胃胀气发作的关键。

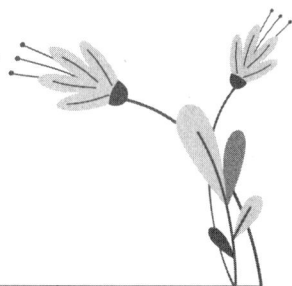

备孕可以喝祛湿茶吗

♥ 湿气重对备孕的影响 ♥

湿证，是由湿邪所导致的疾病，湿气就是中医所说的湿邪。

当身体出现以下信号，如舌体胖大，舌苔厚腻，舌边有齿痕，大便溏稀或黏腻不爽，易疲倦，精力不足等都是湿气重留下的蛛丝马迹。

中医认为，当湿气重达到一定程度，就会阻碍身体的气血运行，使经血不能按时来潮，周期提前或者错后，甚至闭经。出现这些情况提示排卵出现了问题，会对精卵结合造成一定影响。也就是说，当湿气重，并出现了月经异常时，就会对备孕造成影响。所以一定要密切关注自身月经情况。

建议备孕女性平时注意少食生冷、油腻、煎炸食物，减少饮酒，避免长期身处潮湿环境当中，保持良好的生活习惯，日常可以选择祛湿茶代茶饮进行保健调理。

♥ 祛湿茶的功效 ♥

中医认为湿气重与脾的功能密切相关，中医的脾对水液具有吸收、转输、布散和排泄的作用，当脾的运化功能减退，就会使

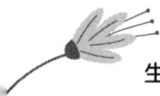

水湿停聚体内，出现湿气重的表现，所以祛湿首先要健脾，提高脾运化水湿的能力。而祛湿茶具有健脾祛湿，促进体内水液代谢的功效。

❤ 服用祛湿茶的注意事项 ❤

1. 中医的"湿气重"有寒热之分

寒湿型常见有舌苔白厚或厚腻，口黏发甜，大便黏不成形，怕冷，手脚冰凉，易水肿的表现；

湿热型常见有舌苔黄厚或厚腻，口干、口苦、口臭，大便黏或便秘，怕热，易出汗，皮肤油腻，长痤疮等表现。

2. 辨湿邪，选对茶，很重要

寒湿型可选用含有温暖脾胃、祛寒除湿成分的祛湿茶，如生姜、砂仁等；湿热型可选用含有清热成分的祛湿茶，如栀子、蒲公英、金银花等。如果选择错误，效果会大打折扣！

3. 备孕期喝祛湿茶发现怀孕，怎么办

祛湿茶中并无妊娠禁忌药物，大多成分为药食同源，并且药物剂量很小，但因个别药性微凉，不建议孕期长期服用，发现怀孕，及时停服即可，不会影响宝宝的生长发育。

4. 祛湿茶可以一直喝吗

祛湿茶在月经期、哺乳期不能喝；有严重胃病者不能喝。当湿气重信号消失，建议停服，若继续服用，反而适得其反。

温馨提示

　　建议咨询专业医生明辨体质情况后服用。祛湿茶虽有祛湿的保健效果，但不能代替药物治疗。对于出现月经异常者，建议及时就医，针对个体情况进行辨证治疗。

准备要娃还能喝藏红花吗

❤ 藏红花的功效 ❤

1. 藏红花

中药材名，也叫作番红花，取自植物番红花花柱的上部及柱头。

2. 性味与归经

味甘，性平，无毒，归心、肝经。

3. 主要功效

活血化瘀，散瘀开结。现代药理研究认为，藏红花具有调月经、调血脂、降血压、抗肿瘤、抗氧化、促进子宫收缩，以及保护肝肾、调节免疫等功效。

❤ 藏红花对备孕的影响 ❤

藏红花是中医调理月经的常用药，备孕期间适量服用藏红花并不会导致不孕，并且对备孕的女性朋友调理身体是很有益处的。

由于藏红花有活血化瘀的功效，并且现代药理研究证实藏红花可以促进子宫收缩，所以是有可能导致流产的。但这并不是绝对的，药物的毒性与剂量息息相关，喝藏红花导致流产是需要大剂量且长时间服用的。

但是由于藏红花可以促进子宫收缩，所以发现怀孕时建议停止服用藏红花。

❤ 服用藏红花提示 ❤

1. 用法用量

藏红花泡茶饮，每次取 5 到 8 根花蕊即可，用温水或开水浸泡，每日 1 次或隔日 1 次。每日用量不可超过 10g。

2. 经期停止服用藏红花。

3. 怀孕停止服用藏红花。

温馨提示

　　月经不调或身体不适，请勿在家中自行用药，需要去正规医院咨询医生，医生会结合具体情况，选择个性化中医药治疗方案。

平时身子沉、爱疲劳，备孕时可以吃什么药膳调理

♥ 为什么会出现"身子沉、爱疲劳" ♥

中医认为，身子沉、爱疲劳，是脾虚湿阻惹的祸。

中医理论的脾，其生理功能远远大于解剖学中脾的功能。中医理论认为，脾为后天之本。脾主运化，包括运化水谷和运化水湿。其中运化水湿，是指脾具有配合肺、肾等脏腑，调节、维持人体水液代谢平衡的作用。

如果脾运化水湿的功能正常，既能使体内各组织得到水液的充分濡润，又不致使水湿过多而潴留；反之，如果脾运化水湿的功能失常，导致水液在体内停滞，则会产生水湿、痰饮等病理产物。

故而脾虚湿阻，除了会出现平时身子沉，容易疲劳，还有可能出现口黏不想喝水、胃口不好、肥胖等。

♥ "身子沉，爱疲劳"对备孕的影响 ♥

正常的孕育机理为肾气充盛，天癸成熟；任通冲盛，交之以时；两精相搏，乃成胎孕。

天癸，即肾精，天癸至，则女子月经初潮。冲脉、任脉，是人体重要的经络，其中冲脉为"血海"，任脉又称"阴脉之海"，有"任主胞胎"的说法。

肾气功能正常，月经成熟，任脉通，冲脉盛，在适当的时间同房，精子与卵子结合，才能正常受孕。

如脾虚湿阻，水湿内停，影响气血运行，导致气机不畅，冲脉、任脉受阻，就会影响孕育。

♥ 药膳推荐——白果薏米猪小肚汤 ♥

组成：白果6粒，薏米10g，扁豆10g，猪小肚150g，姜3片。

功效：健脾祛湿，固肾和胃。其中扁豆健脾化湿，药性平和；薏米健脾利水，除湿舒筋，清热排脓，抗癌散结；白果，健脾固肾，敛肺平喘。

做法：将猪小肚洗净，再与洗净的药材一起放入炖盅内，加清水300mL炖2小时。

应用：适用于出现腹胀，大便溏，下肢沉重无力等症状者。

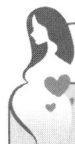

温馨提示

脾虚湿阻的中医治疗原则是健脾利湿，用药需辨证论治，若出现相关症状，请咨询专业的中医师。

总是经前乳房胀痛，备孕时可以吃什么药膳调理

💜 为什么会出现经前乳房胀痛 💜

经前乳房胀痛，多是肝气郁滞惹的祸。

中医认为，肝主疏泄、主藏血。其中，肝主疏泄，包括调畅气机和调节生殖等作用。调畅气机，是指调节气的升、降、出、入运动的作用。肝的疏泄功能正常，则气机调畅，气血调和，经络通利，脏腑组织活动正常、协调。反之，肝的疏泄功能失常，则气血不调，气机郁滞，出现乳房胀痛，闷闷不乐，喜叹气，小腹胀痛，月经不调，痛经，甚至不孕等。

💜 经前乳房胀痛对备孕的影响 💜

经前乳房胀痛，多提示肝气郁滞。

肝有调节生殖的作用。肝气郁滞，调节生殖的功能受到影响，则备孕就易受到影响，对女性，主要表现在对冲任二脉的影响。

冲脉、任脉是人体重要的经络。其中冲脉为血海，任脉主胞胎，冲、任二脉与女性生理功能关系密切。肝为血海，冲任二脉

与肝经相通，肝主疏泄可调节冲任二脉的生理活动。

肝有调节生殖的作用，肝的疏泄功能正常，则气机调畅，任脉通，冲脉盛，月经正常，妊娠孕育，分娩顺利。若肝失疏泄，冲任失调，气血不和，易致经、带、胎、产等疾病。

♥ 备孕药膳推荐——佛手玫瑰花炖瘦肉 ♥

组成：佛手6g，玫瑰花8g，瘦肉150g，姜3片，蜜枣3枚。

做法：瘦肉冲洗干净，切块飞水，再将其他材料洗净放入炖盅内，加清水300mL，微火炖2小时。

功效：疏肝理气，活血散结。其中，佛手疏肝解郁，理气和中，燥湿化痰；玫瑰花行气解郁，活血止痛。

应用：适用于出现月经不规律、经前乳房胀痛、抑郁或烦躁易怒等症状者。

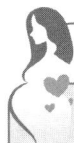

温馨提示

药膳辅助调理，用药需辨证论治，请在医生指导下服药。

经前乳胀多肝郁，听之任之阻孕育。疏肝理气是原则，药膳调理可助孕。

雪蛤对怀孕是有帮助的

雪蛤，是东北林蛙的输卵管，有自然界"软黄金""动物人参"之称，含有多种蛋白质、脂肪、碳水化合物、氨基酸、维生素等营养成分。

💜 雪蛤的作用 💜

1. 补充雌激素，属于药食同源之品。
2. 强壮身体，既能补肾益精，也能健脑益智。
3. 抗衰老。
4. 美容养颜。

💜 服用雪蛤的适宜人群 💜

体虚或患有慢性病的女性，以及备孕、怀孕和产后恢复人群；而围绝经期女性应在医生的指导下，适当服用雪蛤。

💜 服用雪蛤的慎用人群 💜

脾胃虚寒的人不宜食用，儿童和青少年不宜食用，患乳腺癌、卵巢肿瘤的女性，禁止食用。

❤ 雪蛤对于怀孕的益处 ❤

雪蛤性味咸平，不燥不火，适合作为日常备孕调养的滋补之品。

1. 雪蛤能够保养和修复女性卵巢功能，增强卵巢活性，调节雌激素分泌，提高卵子质量。

2. 雪蛤能够刺激子宫内膜增生，用于子宫内膜过薄的患者，可以补充雌激素的水平，促进子宫内膜增厚，能有效增加子宫内膜的厚度，有利于胚胎着床。

3. 雪蛤对于男性也是有好处的，可以强壮身体，保养和修复男性生育力。

温馨提示

雪蛤对于怀孕是有帮助的，但是需要在医生的指导下服用。

平时食欲不佳，备孕时该如何用中医调理

♥ 食欲不佳的原因 ♥

1. 情绪原因

心情不好、爱发脾气、生闷气、容易紧张等。

2. 天气原因

夏季天气太热、苦夏，冬季寒冷、胃部受凉等。

3. 体力因素

过度劳累，或者运动不足等。

4. 饮食因素

饮食不节制，经常吃撑，或者饥一顿饱一顿，或者吃过于寒凉的食物等。

以上因素，都会影响脾胃的运化功能，从而导致食欲不佳。

♥ 对备孕的不良影响 ♥

中医认为，气血在女子备孕、怀孕乃至生产的过程中都非常重要，气血不足会影响到女性的备孕与生育。

脾胃是气血生化的源泉。脾胃好，气血才能充足，气血充

足，备孕才能达到最佳状态。

食欲是脾胃功能的体现。如果备孕女性出现胃口不好、不想吃东西等，提示脾胃功能可能受到影响，如果不及时调理，可能会进一步发展，引起气血不足，从而使身体无法达到最佳的受孕状态。

❤ **中医小妙招——生姜红糖大枣茶** ❤

针对出现食欲减退、但症状较轻的备孕女性可以尝试以下居家调养小妙招——生姜红糖大枣茶。

组成：姜 1~2 片，大枣 2~3 枚，红糖适量。

做法：可用沸水直接冲泡，也可小火熬水后饮用。

应用：适用于脾阳虚、胃肠有寒的人群。这类人群，除食欲减退外，可能还会有舌头胖大、有齿痕，食凉后易腹泻等表现。

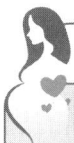

温馨提示

1. 脾胃虚弱是食欲不佳最常见的原因，中医学认为，脾胃虚弱可以分为脾气虚、脾阳虚、胃气虚、胃阴虚等证型。不同证型的表现和症状各有不同，治疗也有所区别。所以，长期食欲不佳的备孕女性一定要找专业的中医医生来进行调理。

2. 食欲问题不简单，影响气血的来源。气血关乎孕好坏，调理脾胃助孕来。脾胃虚弱最常见，调理根本在于补养。虚弱又分好几型，对症调养找医生。脾胃阳虚如何养，常饮姜糖大枣茶。

按摩哪些穴位可以缓解备孕时的食欲不佳

♥ 穴位按摩的作用 ♥

1. 活血止痛，疏经通络

通过按摩可以让气血恢复正常运行，从而改善身体的血液循环，疏通瘀阻，减轻身体的疼痛与不适。

2. 调整功能，调和阴阳

体表穴位与经络和脏腑是相通的，通过按摩手法来刺激体表穴位，可以达到疏通气血、调理脏腑功能、保持阴阳平衡的效果。

3. 消除疲劳，缓解压力

按摩可以使肌肉放松、关节灵活、精神振奋，让人感到轻松和充满活力，消除身体和精神上的疲惫感。

4. 养生保健，预防疾病

按摩可以增强人体免疫力。健康人群进行按摩，可以起到养生保健、预防疾病的功效。

综上，可以将按摩穴位的作用概括为"有病治病，无病健身"。

💜 穴位按摩对食欲的调节作用 💜

一方面，按摩可以刺激胃肠道平滑肌的张力与收缩力，从而加速胃肠蠕动；另一方面，按摩可以作用于交感神经，使支配内脏器官的神经兴奋，从而促进胃肠消化液的分泌。所以，穴位按摩可以增强食欲、增强脾胃消化和吸收功能，并有一定的促进溃疡修复和愈合的作用。

💜 穴位按摩的具体方法 💜

1. 按摩足三里穴

位置：位于小腿外侧，在犊鼻下3寸，犊鼻与解溪的连线上。

取穴方法：①将手食指、中指、无名指和小指并拢，食指外沿贴在犊鼻穴（外膝眼）处，小指外侧与腿胫骨（迎面骨）外侧的交叉点处，即为足三里穴。②站位弯腰，同侧手的虎口围住髌骨上外缘，其余四指向下，中指指尖处即足三里穴。

按摩方法：按摩时用两手的拇指指端分别按压住两腿的足三里穴，指端位置不动，用力由轻渐重，连续而均匀地用力按压1~3分钟。

应用：可帮助胃收缩、分泌胃液。对暴饮暴食引起的胃弱，或身体过劳而引起的食欲不振有效。

2. 按摩中脘穴

位置：胸骨下端和肚脐连线的中点，肚脐正中上4寸。

按摩方法：右手半握拳，拇指微伸直，将拇指指腹放在中脘穴，按压约半分钟，然后顺时针方向按摩约2分钟，以有酸胀感为佳。在按摩的时候一定要用力，若可坚持按摩5分钟左右，效果更佳。如果感觉一个手指力量不够，可将右手中指与食指指腹放在中脘穴上，稍微用力，然后在穴位上做有一定渗透力的揉按。

应用：适用于食欲减退、腹胀腹痛、呕吐、反酸等。

注意：按摩穴位的时候出现酸痛的情况，甚至伴随打嗝的症状都是正常的。

3. 踮起脚尖、转足踇趾

循行经络：足踇趾是肝经和脾经的循行部位。

具体方法：①踮起脚尖，足大趾点地旋转数周，因为踮起脚尖旋转可以刺激位于踇趾周围的穴位。②平时可以让脚部多做做旋转、拉伸、回勾的动作，也能刺激脚上很多穴位。

应用：可用于疏通肝脾两经，增进食欲。

温馨提示

如果长期食欲差，或伴有其他胃部慢性病，要及早就医，对症治疗。

输卵管通而不畅可以中医治疗吗

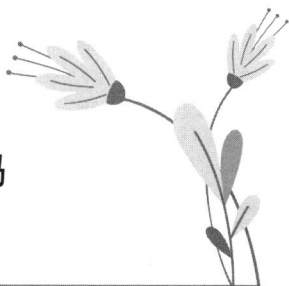

❤ 输卵管的位置及作用 ❤

输卵管位于盆腔内，左右各有一条，长度为 8~15cm，内侧开口于宫腔，外侧开口于腹膜腔，具有输送精子、拾取卵子、输送受精卵的功能，在生殖过程中具有重要作用。

❤ 输卵管通而不畅的原因 ❤

性生活不洁或频繁，或经期卫生不严，或既往有宫腔操作史均可导致急性或慢性输卵管炎症，引发输卵管通而不畅，最终导致不孕症或异位妊娠的发生。

❤ 中医治疗 ❤

根据患者中医辨证分型不同，使用不同中医治法及中药方剂治疗。如清热解毒化瘀、清热除湿化瘀、行气活血化瘀、散寒除湿化瘀等治法，疗效显著，且副作用小。同时可配合使用中药保留灌肠及微波治疗（或红光治疗等物理疗法）促进药液吸收，疗效更佳。

💜 中药保留灌肠操作方法 💜

建议初次使用中药保留灌肠的朋友，可选择每晚睡前，排空大、小便后进行，药液加温以 39~41℃为宜，取右侧卧位，使臀部移近床沿，将加温后的药液加入肠道冲洗袋内后，按静脉输液方法，排出气体，末端涂上少量润滑油，缓慢地从肛门插入直肠 10~15cm，将药液缓慢滴入，压力要低，液面距肛门不得超过 30cm，待灌完后，改为平卧。

有条件的女性朋友们可配合使用物理治疗仪（微波治疗 20~30 分钟），将药液保留 1 小时以上，尽量卧床休息，减少活动，以提高疗效。

温馨提示

使用中药保留灌肠期间一定要注意避孕呦！

阿胶糕对怀孕有帮助吗，可以常吃吗

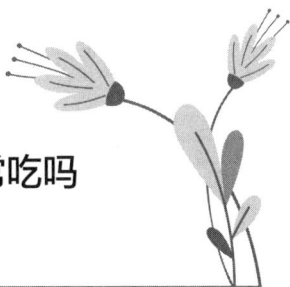

❤ 阿胶糕是什么 ❤

阿胶糕是由多种药食同源食材熬制而成的糕块，其主要成分是阿胶，并用黄酒或水，添加核桃、黑芝麻、红枣、枸杞、冰糖等配料进行熬制。其中阿胶是一种女性常用的中药材，为黑驴的皮经漂泡去毛后熬制而成的胶块，阿胶中含有丰富的骨胶原、明胶原及多种微量元素，经过水解后可以分解成多种氨基酸而被人体吸收利用。

❤ 阿胶糕有什么作用呢 ❤

1. 补血养气

阿胶糕具有补血养气的作用，对女性贫血、怕冷、头晕、乏力、虚弱劳累、月经不调等情况具有调节作用。

2. 美容养颜

阿胶糕中的主要成分是阿胶，它能明显增加人体的红细胞数量及血红蛋白的含量。通过补血而滋润皮肤，使脸色红润，肌肤细嫩有光泽。阿胶糕是滋养皮肤、美容养颜之佳品。

3. 润肠通便

阿胶糕中的核桃仁、黑芝麻富含丰富的油脂，具有很好的润肠通便作用。

4. 提高免疫力

阿胶糕含有丰富的动物类的胶原蛋白，与草木类药物相比，对人体有更好的亲和力，易于吸收利用，具有增强体质、提高机体免疫力的作用。

❤ 阿胶糕的禁忌证 ❤

脾胃虚弱、舌苔黄厚腻者，不宜服用。

脾胃虚弱、舌苔黄厚腻的人群经常有食欲不振、腹泻等情况，由于阿胶糕长期服用滋补的作用很大，长时间服用会出现虚不受补的情况发生，不但不能达到理想的调理效果。反而会加重腹泻腹胀、胃部不适的症状。服用期间最好不要吃辛辣油腻食物，以免影响疗效。在月经期及感冒、发热生病期间都要停止服用阿胶糕。

❤ 阿胶糕的食用方法 ❤

按阿胶的服用量计算每天 10~15g，阿胶糕食用要根据个人体质来决定，如果服用后出现了大便干燥、腹泻、腹胀，就需要减量或者停药，并且阿胶糕不可多食，秋冬季节可连续服用，夏季由于炎热，可以停用。阿胶糕在早饭前和晚饭后吃效果最佳。对于备孕的适应证人群，可以每天吃，但要控制好食用的量。

温馨提示

　　阿胶糕里有阿胶，补血滋阴效果好。腹泻上火苔腻禁，服用方法要知道。

　　体质正常或者强壮的人群，阿胶糕并非必需之品，在平时的生活中，朋友们还要养成良好的饮食生活习惯，营养均衡对于备孕，更为重要。

备孕期吃燕窝有好处吗

❤ 燕窝产地 ❤

燕窝主要产自马来西亚、印度尼西亚、泰国、缅甸等东南亚国家，以及我国的福建和广东沿海地带。

❤ 燕窝功效 ❤

1. 燕窝能加强身体内的免疫系统功能，提高免疫力。

2. 燕窝更能够保持肺部的健康，帮助治疗咳喘、虚损等。

3. 燕窝能够软化血管，避免血管破裂，并可健脾开胃。

4. 女性长期食用燕窝可以促进细胞新陈代谢，让皮肤保持湿润、幼滑、嫩白，还可以淡斑。

5. 孕妇及产妇长期服用燕窝，可避免腰酸骨痛。

❤ 燕窝的食用方法 ❤

1. 白及燕窝汤

每次用白及 6~9g，燕窝 6~9g，放小盅内隔水炖至极烂，过滤去渣，加冰糖适量，再炖片刻，服食。

2. 燕窝桃胶

燕窝泡发后去毛，盅内放入适量的燕窝，加入适量泡软的桃胶，炖 30 分钟左右，再加入适量的冰糖，继续隔水炖 5 分钟即可食用。

3. 鲜牛奶炖燕窝

泡发燕窝后，轻轻择去燕毛和杂质，将花生浸泡，去皮，滤去多余水分，放入搅拌机中打成糊状，加入牛奶备用。将燕窝放入炖锅中，大火煮至沸腾，转温火炖 15 分钟，加入牛奶花生糊，继续炖煮 5 分钟即可。

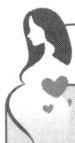

温馨提示

若有蛋白质过敏的人，或脾胃虚寒、体质虚寒的备孕妈妈，或身体虚弱的备孕妈妈，或感冒发热、肾脏功能不好的患者不可服用燕窝。

多吃花胶可以帮助提高受孕率吗

❤ 花胶是什么呢 ❤

花胶即鱼肚，为鱼泡的干制品，因其含有丰富的胶质而得名。花胶与燕窝和鱼翅齐名，素有"海洋人参"之誉，有很好的食疗和药用价值。主要成分为高级胶原蛋白、多种维生素及钙、铁、锌、硒等多种微量元素，其蛋白质含量高达 84.2%，脂肪仅为 0.2%，是理想的高蛋白低脂肪的食品。

从中医角度讲，花胶有美容养生的功效，可以增强免疫力、减少感冒的发生等。《本草纲目》也记载花胶有补肾益精、滋养筋脉的功效。

❤ 花胶对于备孕的功效有哪些呢 ❤

1. 保养卵巢

花胶能增加细胞携氧能力，提高女性卵巢细胞氧饱和度，加速卵巢细胞的快速再生，使女性各项生理功能迅速得到修复和增强，内分泌恢复平衡，代谢回归正常，子宫血液循环强劲，卵巢功能恢复，自然分泌雌激素能力增强。备孕女性持续补充花胶，能让卵泡饱满恢复活力，卵泡分泌的雌激素水平维持正常，调节女性内分泌，促进卵泡发育和正常排卵。

2. 增厚子宫内膜

子宫内膜厚度为 5~12mm 不等，在月经前一般为 5~10mm，在 8~12mm 时就要来月经了，月经干净后的内膜厚度为 4~6mm。受精卵种植在内膜上，形成胎盘组织，如果内膜特别薄，受精卵则不易着床，进而容易导致流产。花胶的胶原蛋白能促进卵泡发育和排卵，令卵巢分泌的雌激素水平维持正常，调节女性内分泌，子宫内膜的血运加强，子宫内膜逐渐增厚直至正常水平。

3. 修复子宫受损

经期过后子宫内膜脱落，受损的子宫需要修复，而子宫内膜由胶原纤维组成，这需要大量胶原蛋白。此外，生育、流产、刮宫、子宫炎症等也会使子宫受损，又需消耗胶原蛋白修复受损组织。花胶的胶原蛋白可以滋养修复受损子宫，从根本上恢复女性的生理功能。

4. 治疗子宫发育不良

子宫的发育需要雌、孕激素的联合作用，正常子宫长为 5~7cm，宽为 4~5cm，厚为 2~3cm。子宫发育不良是由于卵巢功能障碍引起雌激素、孕激素分泌不足，妨碍子宫的正常发育而导致的。花胶能提升卵巢分泌雌激素能力，有利于子宫卵巢发育能力加强，促进子宫发育。

5. 预防过早绝经

女性的围绝经期一般在 45~55 岁，有些围绝经期女性会出现潮红、多汗、失眠多梦、月经紊乱、忧郁、易怒、腰背及关节疼痛、夫妻生活不和谐等，女性骨质疏松更易发生，身高降低、骨折、患心脑血管等疾病的概率也大大提高。

花胶的胶原蛋白能有效激活卵巢细胞，改善卵巢血液循环，滋养和修复已损坏的卵巢细胞，加速卵巢组织的新陈代谢，恢复卵巢细胞活力，使卵巢的卵泡功能逐步恢复正常，预防过早绝经。

6. 雌激素双向调节作用

当子宫雌激素水平偏低时，花胶的胶原蛋白调节卵泡增加分泌雌激素，表现为提高子宫雌激素水平的作用，可防治围绝经期综合征、骨质疏松、血脂升高等；当子宫雌激素水平过高时，花胶的胶原蛋白调节卵泡减少分泌雌激素，表现出降低子宫雌激素水平的作用，可防治乳腺癌、子宫内膜炎等。这就是花胶的胶原蛋白对雌激素的双向调节作用。

💗 **花胶的食用方法** 💗

1. 清炖

清炖花胶不易使花胶的营养流失。但花胶泡久了会流失一部分的胶质，故而用清水冲洗即可，加入适量水将花胶放入炖1小时，再将花胶切成小段，冷却后就成为鱼胶冻。

2. 花胶红枣冰糖汤

选用花胶30g，红枣6个，姜3片，冰糖适量。红枣洗净，去核；生姜去皮切片；花胶、红枣、姜片一同放入炖锅中；大火煮开后转小火炖1小时；加入冰糖再炖30分钟即可。这道药膳特别适用于女性产前产后、术后、久咳不愈、体虚、贫血等。

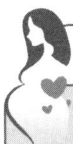

温馨提示。

由于花胶富含丰富的胶原蛋白，味厚滋腻，所以以下相关人群忌用：

1. 湿热痰多、舌苔厚腻的人群。

2. 感冒、上火的人群。

3. 儿童忌食花胶，花胶的胶原蛋白充足，易造成性早熟。

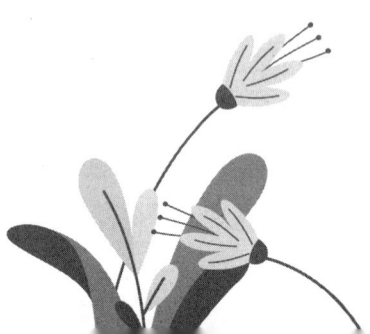

社会心理因素

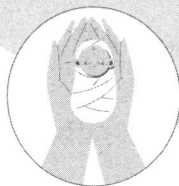

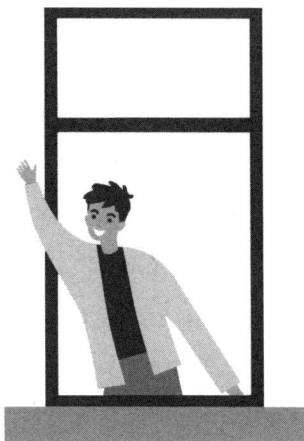

围产期抑郁症如何应对

♥ 什么是围产期抑郁症 ♥

围产期抑郁症是包括妊娠期间或分娩后4周内出现的抑郁发作，是妊娠期和产褥期常见的精神障碍之一。

♥ 关于围产期抑郁症，有哪些常见的错误观点 ♥

1. 抑郁症是劳累诱发或者故意表现出来的

这一观点是错误的。围产期抑郁症常由孕产期激素的激烈变化或者生活短期内发生的巨大变化引起，是客观存在的精神障碍性疾病。

2. 抑郁症对生活并无切实危害

这一观点也不正确。围产期抑郁症病情可轻可重，严重者不仅会影响孕产妇本人身心健康，还可能导致妊娠剧吐、流产、早产等，而且会威胁到家庭和夫妻关系，甚至出现人身伤害事件。

3. 围产期抑郁症无药可医

这是一个根深蒂固的错误观点。身心疾病与躯体疾病一样需要规范治疗。围产期抑郁症的治疗方法包括心理干预、药物治疗和物理治疗等多种选择，应该在专科医生的评估和指导下进行。

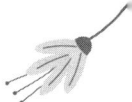

4. 围产期抑郁症可遗传给下一代

这种观点也是错误的。首先，抑郁症并不是遗传病，后代出现抑郁症等精神障碍性疾病，可能与其整体生活环境相关，其中包括父亲、母亲、其他亲属和朋友等。

❤ 二胎孕期围产期抑郁症是否会复发及如何防治 ❤

在二胎时代，人们容易有这样的担心，就是前一次妊娠时已经发生了围产期抑郁症的母亲，能否生育二胎，在二胎的孕育期间是否会导致抑郁症复发？

首先，曾患有围产期抑郁症的女性，在再次妊娠后，围产期抑郁症再发风险确实高于一般人群。但是，超过 80% 的围产期抑郁症都是轻度精神障碍，如能规范、积极治疗，一般不会对正常生活造成重大不利影响。

其次，围产期抑郁症可防可治。下面简单介绍围产期抑郁症的早期预防策略。

1. 早筛查，多筛查

自 2020 年 9 月起，国家卫生健康委员会已经积极推行在常规孕检和产后访视中，实施抑郁症筛查项目。建议有围产期抑郁症病史的孕妇在早孕期即接受筛查，并在整个孕产期接受多次、重复筛查，以便及时发现诱因或者疾病发展的信号。

2. 自我调节

女性在孕产期容易出现疲劳，这也是抑郁症的常见诱因之一，因此，需要关注孕产妇的饮食营养，保持充分休息和适当的活动。日常饮食中建议多进食富含 B 族维生素的水果蔬菜及适量甜点，有助于缓和和改善情绪。适量运动和晒太阳同样可以改

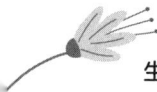

善情绪，调动积极想法。鼓励围产期女性除关注孕产本身外，积极参与社交，参加娱乐活动，尤其要在产后积极回归社会，寻找自己的社会定位和意义。

3. 家庭和社会应创造宽松愉悦的环境

家庭和社会也应该为围产期女性创造宽松愉悦的环境，给予精神、情感和实际生活上的支持，尤其丈夫应该积极地参与到孩子的养育工作中来。比如照顾大宝，给新生宝宝换尿布、洗澡、哄睡等。当围产期女性出现消极情绪、向周围人倾诉时，周围亲友应该积极给予回应、安慰和陪伴。

最后，我们强调医学管理的重要性。在产检和产后访视时，医生护士要主动宣传教育，及时地评估新妈妈和准妈妈们的心理状况和家庭情况，提供新生儿的照顾指导。新妈妈们处理现实问题的能力越强，她们焦虑和抑郁的情绪才会越少。如果有出现抑郁症的复发，那更要及早地治疗。有防有治才是全面的关爱。

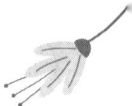

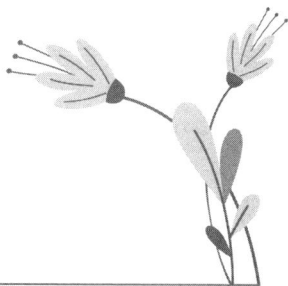

二宝妈，加油

近年来国家关于生育的政策有了重大改革，"生不生二胎"成为社会舆论中的一个热门话题。对女性来说，生二胎到底是避之不及的洪水猛兽？还是皆大欢喜的福星临门？

♥ 生育二胎的理想与现实 ♥

1. 生育二胎的理想生活

大小宝作伴，手足情深，守望相助，在成长中学会宽容、分享和责任，修复家庭成员结构，幸福美满，缓解老龄化社会两个子女照顾四个老人的家庭养老问题。

2. 生育二胎的现实生活

身心俱疲，容颜衰老，身材走形，职场晋升受阻，经济、教育压力大，家庭矛盾多，没有人身自由，影响生活质量等。

理想总是丰满的，而现实却是骨感的。

♥ 理想的二胎生活需要做哪些准备 ♥

首先是生育年龄，25~29 岁是最佳生育年龄，35 岁以上为高龄，高龄妊娠风险多。其次是经济基础，关乎孩子的教育、养育、医疗、家庭消费。再次是做好养育、教育、家务琐事的分工合作。最后是兼顾家庭和事业的平衡、协调和处理家庭成员关系，包括亲子关系、夫妻关系、婆媳关系等。

❤ 二宝妈的实力杠杠的，堪称女神范十足 ❤

二宝妈是孩子温柔的港湾，护佑孩子脱去稚嫩，扬帆起航，和宝爸是伴侣，是亲人，也是队友，为孩子和家庭共同努力。二宝妈孝顺父母，孝敬公婆，感恩长辈对小家庭的付出，关系更和睦；超级的责任感带入工作，专注力更强，效率更高，更凸显个人人格魅力。

相信困难总是一时的，对妈妈而言，没有什么比孩子天真烂漫的笑容更具有治愈的力量。做好充分准备，做十足女神范的二宝妈！

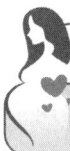

温馨提示

备孕前做好孕前检查与医学咨询。

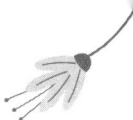

生娃还是升职

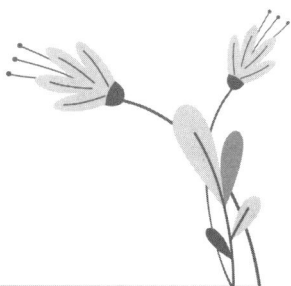

随着社会的进步，女性获得了更多的话语权，家庭分工也开始出现了变化。女性事业和家庭关系，特别是事业和生育的矛盾成为当下热门话题之一。

❤ 适龄生育职场女性的困扰和理想 ❤

职场女性生娃面临的困扰：事业晋升受阻，事业和家庭难以兼顾，忧虑高龄备孕困难、风险大，容貌身材问题，衰老问题，生活质量下降……

大部分人的理想：生娃和升职都兼顾该多好。

❤ 事业和家庭能否兼顾 ❤

即使是对于同一件事，人们的看法与认知也是有所不同的。因而每个人心中对事业和家庭"顾得好"的概念是不一样的，因此，所谓的兼顾事业与家庭，只能说两边都达到了评判方的及格线，合乎标准就是兼顾了。这条及格线，所谓的标准，却是因人而异的。谁来定标准？自己！可见这个标准是主观的，变化的。如此看来，事业和家庭兼顾也许就不是难事了。

♥　**如何解决生娃还是升职的问题**　♥

不把它当作一道选择题，而当作一个排序问题，那问题可能就好解决多了。从长远的角度来说，也是一种兼顾。孰先孰后，如何排序呢？我们要了解生娃和升职的冲突症结。女性在职场和在家庭中最明显的冲突就是时间重心的安排。而时间重心的安排其实是可以协调、可以改变、可以平衡的。女性要调整好自己，做好人生规划，做好阶段重心的转移。人生规划要涉及的角色有职场女性、生育者、养育者和教育者。举个例子，现阶段人生规划是职场，排序为职场女性＞生育者＞养育者＞教育者。所以做好了人生规划，就可以很好地解决排序的问题，也就能解决生娃和升职的选择困难了。生娃还是升职？不是鱼和熊掌的关系，不是非此即彼。相信每个职场女性都很有干劲、有狠劲，是"白骨精"，也是"虎妈"。女性可以在人生的不同阶段同时扮演好母亲和职场女性等多种角色。

温馨提示

人生规划和伴侣一起做，合作共建才能创造美好家庭。其次，要认识到女性有最佳的生育时期，事业不需要设定最佳的时间，调整心态，允许自己在特殊时期暂时的休整。

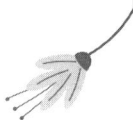

生二胎刚需——好队友

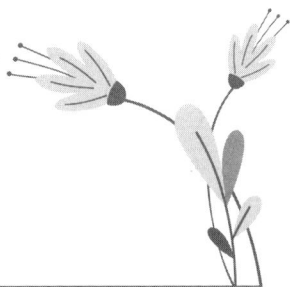

全面二孩政策已实施七年，但生育率持续下滑。一项针对 500 名不打算生二胎的宝妈调查显示，她们的怒火和怨气主要指向了她们的"废物"老公。愿不愿生二胎，关键看老公给不给力。有一个靠谱、负责、理解你的老公，是生二胎最大的底气。

♥ 如何做一个靠谱老公，成为养育二胎路上的好队友 ♥

1. 好队友"爸"气侧漏

目前的社会现状，仍是母亲承担主要的育儿责任。尤其是职场女性，她们既要工作，又要照顾家庭和孩子的生活起居，规划教育，承担全部家务，长期操劳，即使是超人也会感到崩溃。如果丈夫长期忽视妻子的付出，只当"甩手掌柜"，那么妻子自然不愿意生二胎。好队友，首先要做一个靠谱的父亲，积极参与育儿活动，尤其在准备生二胎时，需要更多地照顾孩子的生活和学习，陪伴孩子成长，分担家务，让操劳的妻子有时间调整身心，为孕育新生命做准备。父亲参与育儿也有很多好处，有父亲陪伴的孩子更聪明、更活泼、更勇敢。没有人天生就会当父亲，在这个过程中，父亲也在学习和成长，最终会变成熟练的父亲，"爸"

气侧漏，让妻子对养育二胎更有信心。当"丧偶式"育儿变成合作式育儿时，夫妻间的关系更加和谐，养育孩子也变得其乐融融。

2. 好队友是家庭润滑剂

家里多一个孩子，不仅仅是多一份经济支出那么简单，伴随而来的还可能有一系列的矛盾。

（1）婆媳矛盾：生育二胎后，可能需要长辈的帮助，但两代人的养育观念不同，可能导致矛盾或加剧原有的矛盾。

而好队友是两个女人之间的灭火器。第一，家庭成员要明确自己的定位，夫妻是养育孩子的主力，起主导作用。长辈是小家庭的客人，不能反客为主，大包大揽，要明确做好辅助工作的定位。第二，互相尊重。有不同观点可以讨论，前提是互相尊重，就事论事，不能情绪化地指责、埋怨。第三，互相包容。妻子产后处于激素水平波动大，易发生产后抑郁等问题的特殊时期，需要更多的关心和照顾。长辈放弃轻松悠闲的生活，给子女提供无偿的帮助，理应得到感激和尊重。双方互相体谅，互相包容，可以减少不必要的摩擦。第四，如果矛盾不可调和，建议不要勉强在一起，距离产生美，分开才是明智的选择。

（2）同胞矛盾：两个孩子争夺父母的关注和一切可以争夺的资源，如何做到不偏不倚，公平公正？

第一，要给孩子足够多的爱。大宝、二宝是竞争关系，这是他们的天性，他们会争夺父母的关注，争夺一切资源。我们要做的不是让他们不争，而是给予他们足够多的爱，让每个孩子都觉得自己是爸爸妈妈最爱的孩子，他是最特别的。孩子有了安全感，就会变得宽容，不再计较。第二，处理纠纷要公平。不能一

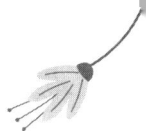

味地让年长的孩子谦让，要就事论事，谁做错了就批评谁。第三，接纳孩子的不完美，允许孩子犯错。没有人是完美的，要耐心地引导孩子学习与人相处，合作共赢。

（3）夫妻矛盾：如果处理上述矛盾时，夫妻观点不一致，教育理念不一致，沟通不够，也会产生夫妻矛盾。

第一，要学会好好说话，管理好自己的情绪，进行有效沟通。第二，要学会换位思考，多站在对方的立场考虑问题。第三，互相理解。婚姻中付出的人往往不为回报，仅仅希望被看见、被理解。人无完人，要学会包容彼此的缺点。

3. 好队友是心灵港湾

女人是感性的，比起会挣钱的老公，她们可能更喜欢丈夫花时间陪伴自己，多关注自己，聊有趣的话题，接纳自己的情绪。这样的丈夫是心灵的港湾。在一段和谐的亲密关系里，女人被看见、被理解，来自爱人的支持和温暖，是她战胜困难的底气。

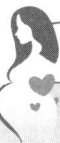

温馨提示

养育二胎需要靠谱的好队友，合作式育儿、家庭和睦、和谐的亲密关系是女性生育二胎的底气。

担心生孩子会降低生活质量

　　小阳身怀六甲，她面对接下来全新的生活，周围大部分是祝福的声音，但也有一种声音令她担心，就是"生孩子之后你的生活质量会直线下降"。年轻妈妈们都体验过，在面对宝宝那粉嫩的小脸时，生活中既充满了幸福和愉悦，也有面对孩子成长和变化的焦虑和紧张，对将来生活质量的担忧。

　　首先，告诉大家，生孩子之后，不会降低你的生活质量，反而会促使你成为更好的自己。

♥　怎么理解生活质量　♥

　　先讲个故事——"牧师与小儿子"。牧师正在准备稿子，小儿子却吵闹不休。牧师无可奈何，他随手捡起一本旧杂志，把色彩鲜艳的插图——一幅世界地图，撕成碎片，丢在地上，说道："约翰，假如你能把这张地图拼好，我就给你2角5分钱。"牧师以为这样会使约翰花费整整一个上午的时间，自己就能平静下来思考问题了。可是，没过10分钟，儿子就推开了他的房门，手中捧着那份拼得完完整整的地图。牧师对约翰这么快就拼好一幅世界地图感到十分惊讶，他问道："孩子，你是如何这样快就拼好了地图呢？""啊，"小约翰说，"这很简单。在另一面有一个

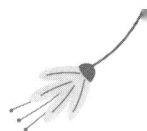

人的照片，我就把这个人的照片拼起来，然后把它翻转过来。我先假设这个人是正确的，则这个世界也就是对的。"牧师浅浅地微笑起来，给了他儿子2角5分钱，对他说："谢谢你！你为我备好了明天讲课的题目——如果一个人是对的，他的世界就会是对的。"

这就是生活态度决定你生活质量的一个故事。

什么是生活质量呢？质量不同的概念，主要有三种流派的观点：客观论，主观论和主客观综合论，一般人群认同的是第三个。

主客观综合论认为生活质量是社会提供给人们生活所需条件的充分程度和人们对于生活需求的满意程度，包括生活环境、社会文化、教育、卫生、生活服务状况、社会风尚和社会治安秩序等，还包括精神的、躯体的、物质方面的幸福感，以及对家庭内外的人际关系、工作能力、主动参与各项休闲活动的能力的满意程度。

简单地说，生活质量包含的多种因子，通常认为是包括相对富裕的物质条件，精神生活丰富，身体健康，心理健康，更好的社会适应性，获取快乐幸福的能力。

从现在的政治经济角度看，生孩子肯定会降低生活质量。因为政治讲话语权，我从女主人变成了孩子的仆人，自然在围绕孩子、先生转，逐渐地隐藏了自己；经济讲钱与物，家里新增了孩子，自然多了支出费用，人均消费水平降低了。

从虚实兼有的精神角度看，生孩子肯定在提高生活质量。因为在做母亲之前，待人接物可以比较个性，可以随心而行，再大的事想放弃就放弃。但成为母亲之后，就会产生支撑孩子的信

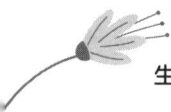

念，变得越来越多思，越来越能干，只要孩子生存有需要，就可以克服各种困难，包括自己的畏难心理，绝不允许自己轻言放弃。这种精神持久循环运行的结果，就是家庭的生活质量是越来越高了。

由此可见，生小孩对母亲会产生两种力，一种是负重向下的力，若处理不好，可能变成转折的拐点，政治上会降低身份地位，经济上会影响日常生活。还有一种是激昂向上的力，若处理得好，会变成奋起的起点，像在精神上始终有一种自然能量支撑自己坚持向上，其源动力之大，可能为人生体验之最。

我们真正的生活质量的评判标准是幸福感，幸福不等同于简单的快乐，是一种持久的较为恒定的心灵的满足。

♥ 生娃有益于个人的成长 ♥

问下自己，你要孩子是为了什么？传宗接代？养儿防老？有本书里出现一个很感动的答案说："为了参与一个生命的成长，不用替我争门面，不用为我传宗接代，更不用帮我养老。我只要这个生命存在，在这个美丽的世界走一遭，让我有机会和他（她）同行一段……"多么美丽的答案呀！

是的，参与一个生命的成长。从一粒种子在母亲的身体里发芽，慢慢长大，感受到他（她）那有力的小胳膊小腿这捣你一下，那踢你一脚，直到有一天，他（她）拼命地钻出来，来到这个世界上。一个生命在成长，是的，他（她）自有成长的力量。我们还记得每晚换尿布、喂奶，照顾生病的宝宝的辛苦吗？不，我们能记住的就是他（她）向你绽开的第一个微笑，他（她）喊出的第一声"妈妈"，他（她）长出的第一颗小牙，他（她）

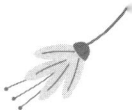

迈出的第一步……有幸参与了他（她）的每一个历程，每一个酸甜苦辣。有欢笑，也有泪水。

我们在见证孩子的成长过程中，重新体会生命的过程，重拾或者有机会修补自己生命历程中错失的东西，这个过程使得我们对生命、对社会、对养育我们的父母都会有更深刻的认知，这个过程建立的责任感、归属感、依恋感都是人生的宝贵财富。

养育孩子的过程也是个人自我成长的助推器。

事实证明，所谓的"生活质量直线下降"终究是思想上的问题。人类所有的爱都是建立在有所牺牲的基础上，因为多了一个孩子，你有一份爱要给他，就意味着要多一份牺牲，不同的是，有些人看到的是这些"牺牲"，有些人看到的是"牺牲后的得到"。

有些人会说："有钱一点的才能感觉到生活质量没有下降，因为对于他们来说多个孩子，经济没有问题，看上去就是多了一个活蹦乱跳的孩子，多了一份幸福。而相对于大多数家庭，多了一张嘴，就意味着全家人的忙碌和紧张感。"

如何看待这个问题呢？关键在于，你怎么理解生活质量。

我们的真正的生活质量的评判标准是幸福感，幸福不等同于简单的快乐，幸福是一种持久的较为恒定的心灵的满足。

很多妈妈在生育后的交谈中说到，心理上的生育后的特殊的几个变化，最大的有以下几方面。

第一，更有勇气。生小孩之后，最大的变化就是不再迷茫了，更有勇气了，身上好像有使不完的劲。早上不再赖床了，连看书都更集中精力了……成为母亲可以更有动力去面向未来的生活，所有的努力一下子就变得更有意义。

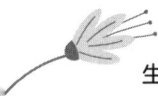

第二，更会照顾人。陪伴一个小生命的成长可以让母亲更有耐心，更加宽容，更会照顾身边人。有时候看见独自带小孩的妈妈，如果需要帮助都会马上发现，并且力所能及地帮忙。

第三，更会理解人。自己有了小孩后，才明白母亲有多么不容易，很多问题自己站在一个母亲的立场上去考虑时，才理解她之前的做法，甚至可以理解以前最讨厌的她的暴脾气、她的脆弱、她的敏感。

一个人的人格、品性和态度决定了他的世界观，进而也就间接左右了他的生活。如果想转变你的世界，改变你的生活，第一就应该改变你自己。

假如你的态度是积极肯定的，你的生活就是开心的；如果你的态度是消极的，那么生活则是忧伤的。

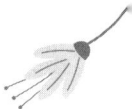

高龄女性要娃的焦虑

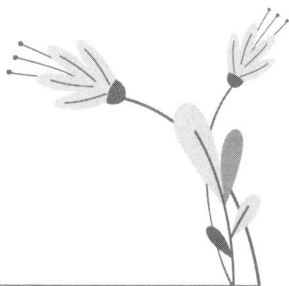

❤ 多少岁怀孕属于高龄 ❤

年龄在 35 周岁及以上的女性怀孕属于高龄产妇。

❤ 为什么把 35 岁作为分水岭 ❤

因为女性最佳的怀孕年龄是 22~30 周岁，这个年龄段女性的生育系统发育完善，卵巢功能良好，也就是卵子数量和质量都处于最佳阶段；30 岁之后卵巢功能就开始走"下坡路"了，而 35 岁以后会出现断崖式的下滑。

❤ 高龄女性还能怀孕吗 ❤

1. 担心卵子数量减少，但减少并不意味着没有卵子了

女性体内的卵子数量依据个体差异是固定的，随年龄增长逐渐减少，直至消耗完，每位女性卵子消耗完的年龄因人而异。

2. 担心卵子质量下降，但不是所有的卵子质量都不过关

随着年龄的增长，卵子也在渐渐变老，它内部的结构会像机器零件一样出现老化；外界有害物质和自身体内的垃圾也对卵子产生不好的影响，这些都导致了卵子质量的下降。

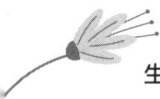

答案——能怀上！但最好提前评估卵巢功能，可通过平素月经情况及超声，必要时化验激素水平等，这些需要请专业医生评估，给出建议。

❤ 高龄女性还能生个健康的娃娃吗 ❤

答案——能！

许多高龄女性怀孕后出现很多问题，例如流产、胎停育、先天畸形等，但多数情况是自然选择。母亲年龄越大，卵子的质量越差，在怀孕过程中出现问题的机会增多，导致不正常染色体出现的概率增加，常见的是某一对染色体不分离，使它和来自父亲一方的一条染色体组合变成了三条，最常见的就是21-三体综合征或者18-三体综合征，这种情况下宝宝多数会流产。

但是，上面这些情况多数是随机的、偶然的，下次就不一定会发生了，所以面对"高龄女性还能生个健康的娃娃吗"这个问题，我们的答案是"能"！不过需要注意的是，出现两次上述的情况要引起重视，到医院全面检查，寻找原因。

❤ 高龄女性要娃小锦囊——要娃前需要做些什么准备 ❤

1. 要重视孕前检查。常规的孕前和优生检查必不可少，更要重视甲状腺疾病、高血压、糖尿病等疾病的筛查，发现问题及早处理，避免后期对宝宝和孕妈妈造成不良的影响。

2. 请专业的医生评估卵巢功能，并给出建议。

3. 心态积极，不要拖拉。

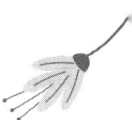

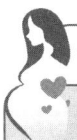

温馨提示。

　　高龄女性备孕前最好请医生评估卵巢功能，并重视孕前检查。

我想凑个"好"，生男生女真有偏方吗

♥ 胎儿性别由谁决定 ♥

说到这个问题，我们要从染色体说起。人类有 23 对染色体，其中 1 对性染色体，XX 就是女性，XY 就是男性。

那么，小宝宝性别到底怎么来的呢？妈妈两条都是 X，无论哪一个传下来都不会有影响，但爸爸就不一样了，如果爸爸传下来的是 X，那么宝宝以后就是小公主，如果爸爸传下来的是 Y，那么以后就是小王子。换句话说，男孩还是女孩，各有 50% 的概率，也就是生男生女的比例是一样的。

♥ 传说中影响宝宝性别的偏方，到底是不是真的呢 ♥

偏方一：准妈妈身体酸碱度影响胎儿性别

小 A：很多人都在传，Y 染色体易于在碱性环境生存，那么想要女孩，得多吃酸性食物、大鱼大肉等。

医生：这些传说是没有任何理论依据的。尤其酸碱度调乱了，"好"字没凑上，反而有可能出现阴道炎导致流产、早产、宫内感染等，是一件非常得不偿失的事情。

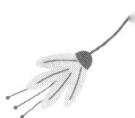

偏方二：最神秘的清宫图

小 B：传闻清宫图由清朝太医发明，根据阴阳五行、《周易》八卦等推算而来，出土于某个几百年历史的皇陵下。相传能有50% 的准确度。可信吗？

医生：当然不！

小 B：为什么呢？

医生：其实这是一个统计表，而且是个不完全的统计表，怎么可能这个月生的都是男孩、下个月又生的都是女孩呢？而且我们都知道小宝贝的性别，不是男孩就是女孩，所以其实这个概率和我们乱猜也差不多。

偏方三：传说中的"转胎药"

事实上，有的人就把矿泉水换个包装，宣传这是家族的祖传神水，包您要男得男，要女得女，不准包退。听起来很靠谱是不是？

咱们换个角度考虑一下，这对卖家来说就是一场没有成本的"豪赌"，不管男女，平白无故拿到"巨款"的概率都能达到50%，这可比买彩票高了成百上千倍。由此可见，世界上最稳赚不赔的买卖就是销售这些所谓的民间偏方。

尤其是已经怀孕了还说自己家的"祖传方剂"能让胎儿转成男孩就更别信了。有些"黑心人"给准妈妈吃的"神药"是含雄激素的药丸！

小宝宝性别是染色体决定的，过多的雄激素是不可能改变性别的，但它可能会影响到小宝宝的一些外观看起来像男孩，造成胎儿两性畸形，影响宝宝的一生！

此外，年龄、职业、压力、季节等这些因素对胎儿性别产生

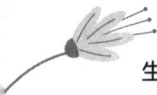

影响的传闻统统不可信。

　　其实，生男生女是一个自然规律，它从精子和卵子相遇的那一刻就决定了，不能依靠任何人为因素去改变，男孩女孩并不重要，拥有一个健康的宝宝才是最重要的。

　　每个宝宝都是专属的"隐藏款盲盒"，男宝女宝，都是爸爸妈妈最珍贵的小幸运！

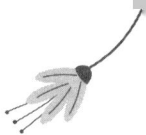

隔"肚"有耳

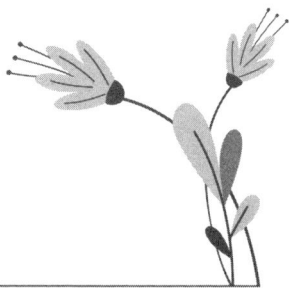

随着国家二孩政策的放开，二孩的生育率并没有明显提高，二孩低生育率背后的原因是什么？大家为什么不愿意生？他们又在顾虑什么呢？今天我们一起来探讨一下，低生育率的社会心理因素之压力问题。

一般情况下有什么样的生育压力呢？我们应该如何缓解压力？是否可以变压力为动力呢？下面我们一起来读一下这位可爱的二宝的故事，也许会带给您启发！

请跟我来！一起走进"隔'肚'有耳"这个故事。

嗨！大家好！我是一位二胎宝宝。我将在妈妈的身体里，开启为期十个月的幸福之旅。在此期间，我早早练就十八般武艺，不光会伸胳膊踢腿，我还会听外界声音。

一天晚上，我刚刚睡醒，朦胧中听爸爸和妈妈在说话，咱们一起来听听他们在说什么呢！

原来妈妈是一位职场精英，担任着某个项目的主管，我还有一个4岁的哥哥，刚入托，妈妈意外怀孕了。哈哈，我知道，那就是我！

我很安静地听着。他们夫妻俩原来是在因为我的出现而纠结，这是为什么呢？

这时妈妈说："当初是想流掉，可是当时项目正在节骨眼，就耽误了最佳人流时期，我事业刚刚步入正轨，职场压力巨大，房贷、车贷经济压力，担心身材变丑，父母年迈，二宝谁来带？大宝会不会接受二宝？还有我带孩子，累得筋疲力尽，会不会影响我们夫妻感情？"

❀ 生育压力有哪些 ❀

1. 职场冲突、经济压力。
2. 父母年迈二宝谁来带？大宝会不会接受二宝？
3. 担心身材变丑、夫妻关系。

啊！听到这里我都吓坏了，妈妈的情绪好像有些激动。我的处境是不是会很危险呢？

这时我听到爸爸问："那为什么最后想通了？"

妈妈笑着说："那是因为最近你的表现给足了我情感支持，让我打消了这个念头！"

❀ 如何缓解压力 ❀

1. 体贴温柔的爸爸。
2. 爱就是多陪伴。
3. 生活要有仪式感，小礼物时常点缀生活。
4. 创造温馨气氛，理解和支持妻子。
5. 给足妻子安全感。

"你一有时间就陪伴我，还时常给我买花，送小礼物点缀生

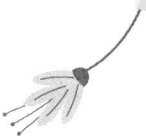

活，把咱们家营造得温馨美满，让我的内心充满爱。"

"工作上生活上照顾有加，我更有安全感。"

爸爸说："等孩子出生，我会多带孩子，为你多分担家务，我听专家说爸爸带孩子有很多好处呢！"

🌸 爸爸带娃好处多 🌸

> 1. 培养孩子阳光的心态。
> 2. 培养孩子的责任心。
> 3. 情绪更稳定，更独立。
> 4. 养成爱运动的习惯。

"我的独立自强，阳刚的性格有助于培养孩子良好的独立自信、阳光的心态，让孩子更外向，与他人相处起来更融洽，提高孩子社会适应能力。我会培养孩子果断，勇于承担责任的能力。你知道，我这个人心态宽容开放，思维方式理性而有逻辑，宽松式培养模式，让孩子的主见受到肯定，孩子情绪更稳定。

我会带孩子跑步、踢球，锻炼他的运动协调能力，这样孩子情绪也会得到释放，心理承受能力更强，心理也会更健康。"

听着听着，我又困了，在爸爸妈妈的聊天中睡着了！

不知道过了多少天，我在睡梦中又听到外面在说话："爷爷、奶奶，妈妈肚子里是弟弟还是妹妹呢？等他出来，我要带他一起玩，还要保护他不受欺负！"原来是哥哥在跟爷爷、奶奶说话呢！又听到爷爷、奶奶说："等孩子出生，咱们就搬过来一起住，方便照顾两个宝宝，给宝宝的爸爸、妈妈多分担点，让宝宝健康快乐地成长！"

全家总动员

1. 大宝爱护二宝。
2. 爷爷奶奶帮忙分担。
3. 给足二宝妈全方位支持。

又听到妈妈说："全家人对我这么爱护照顾，我还有什么后顾之忧呢？既然上天把孩子送给我，我一定会好好珍惜的，每个孩子都是天使，为了给大宝做伴，为了咱们家族的兴旺，我要坚持生下二胎！"

变压力为动力

1. 全家爱的加持下，生二孩有动力。
2. 生二孩为缓解人口老龄化压力作贡献。

这时我感觉妈妈说话居然变得很严肃了："如今国家实施全面二孩政策、改革完善计划生育服务管理，是促进人口长期均衡发展的重大举措，有利于优化人口结构，减缓人口老龄化压力，同时促进家庭幸福与和谐。"

就这样，我大部分时间都在养精蓄锐，偶尔会兴致勃勃地听全家人的对话！

盼望着的一天终于来了，我已发育成熟，突破重重阻力，拼尽全身力气，伴随着"哇"的一声啼哭，终于见到了心心念念的妈妈，见到了光，开启我美好的人生之旅！

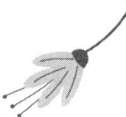

生二孩好处多

> 1. 有益于增进夫妻感情。
>
> 2. 增强家庭凝聚力。
>
> 3. 为国家作贡献。
>
> 4. 家庭幸福而美满。

故事讲到这里，我们可以看出：生二孩之顾虑主要来自于职场冲突、经济压力、妈妈担心身材变丑、二宝谁来带、大宝和二宝关系、夫妻关系等。这些问题是不是您也在担心呢？

其实夫妻共同养育孩子有益于增进夫妻感情，使家庭凝聚力更强，为减缓人口老龄化压力作贡献，后续也会有相关鼓励政策出台，坚持几年，当你看着可爱的二宝，家庭幸福而美满，再多压力和顾虑，回头看，是不是觉得那都不是事儿呢！

小妙招让大宝爱上二宝

二孩政策实施以来，二宝妈们经常担心大宝排斥二宝，今天我给二宝妈们送上一份锦囊妙计，让你家的大宝爱上二宝。

小妙招

1. 孕前做好功课。

2. 孕期让大宝多参与。

3. 协调好两个宝宝的关系。

❤ 孕前做好功课 ❤

1. 孕前给大宝做心理辅导

"父母想生二宝，孩子有排他情绪都是正常反应。"心理医生说，"现在的独生子女从小习惯了以自我为中心，所以，父母要给大宝做心理辅导，告诉他为什么要再生一个孩子，并让大宝明白，即使有了弟弟妹妹，对他的爱也不会减少。对于大宝这是一节非常重要的亲情启蒙课。家长朋友们要重视起来，用心去做；如果家长不会做，可以请专业的心理咨询师来做。"

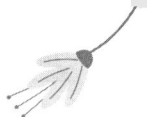

2. 充分利用儿童绘本

绘本故事是很好的教育"工具"，妈妈们要好好利用噢！大宝在生动有趣的故事里，可以学到很多知识，他们也会学着故事里的哥哥姐姐顺利进入到自己的角色。

♥ 孕期让大宝多参与 ♥

1. 期待着二宝出生

孕期经常让大宝摸摸妈妈肚子，听听胎心，见证二宝在妈妈肚子里一天天长大，让大宝和父母一起进行胎教。这也是对大宝的一个"我从哪里来"的生命起源教育，同时让大宝及早和二宝产生情感联结，期待着二宝出生。

2. 注重教育方式

家长的教育方式，往往就是孩子观念的起源。有一名二宝妈说在自己怀孕期间，一直带大宝的外婆特别担心大宝有失落感，就反复对她说，将来二宝生下来，外婆也还是只喜欢大宝。然而这样的"宽慰"适得其反，大宝对肚子里的二宝很排斥，妈妈对大宝又灌输了很多家有二宝的好处，才缓和一些。所以，要形成家庭合力，统一教育方式，共同为二宝的出生奠定良好的心理基础。

3. 让大宝陪着去给二宝购买出生用品

给二宝购买和准备出生用品时，建议让大宝陪伴并参与挑选，多听听大宝的意见，多夸奖大宝，并注意夸奖的方式要具体真诚，在这些共同参与的家庭活动中，有助于促进大宝的认知水平的提高及包容能力的加强，为后期接纳二宝做好铺垫工作。

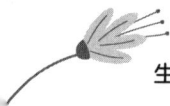

❤ 协调好两个宝宝的关系 ❤

1. 多一份礼物多一份细心

二宝出生后可以准备两份一样的礼物，一份给大宝，一份让大宝送给二宝，最好在大宝第一次去医院探望的时候，让大宝送给二宝，增强仪式感。大宝会在这种仪式感中，感觉到二宝的到来，并没有夺走爸爸妈妈对自己的爱，还会产生一种要当好哥哥姐姐的角色认同，激起大宝的保护欲望。

2. 多陪伴大宝

有了二宝，照顾大宝的时间会相对减少，但是家长应当每天抽出固定时间陪伴大宝，听他讲述幼儿园或者学校发生的事情，充分了解大宝的生活、学习和心理健康情况，给他讲睡前故事，还可以和他分享二宝的成长日常。某个时间段谁照顾大宝，谁照顾二宝，爸爸妈妈要做好分工，要经常安抚大宝，给他更多的爱，让孩子有充足的存在感、安全感。

如果我们只忙着照顾二宝，忽略了大宝，大宝很可能会产生失落感，出现各种黏人叛逆的表现。此时作为家长要接纳孩子的各种情绪，切忌批评责怪大宝。

3. 请大宝帮助父母照顾二宝

鼓励大宝多与二宝玩，多夸奖，培养大宝的责任感，孩子们在游戏相处中感情会越来越好。

4. 处理两个宝宝间的矛盾要公平公正

两个宝宝如果出现矛盾争吵，父母要公平公正，应当避免以大必须让小的原则来要求大宝做出让步，这样大宝不会觉得委屈，二宝也不会产生"我小，你就得让着我"的想法。建议根据

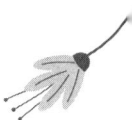

情况来处理，如果孩子们吵得不厉害，家长可以做旁观者，不介入，不评判，孩子们会探索到自己的解决办法。如果需要家长出面的时候，家长处理时应就事论事，有理有据有方法。

最后送给二宝妈几句心里话：

二胎宝妈莫心焦，孕期功课要做好。

两个宝宝一样爱，尊重陪伴最重要。

这些是给大家的几个小妙招，希望对您有帮助！

二胎的幸福来临

第一，今天跟大家分享二胎带来的幸福感。有一种陪伴叫手足的定义是什么？陪伴是最长情的告白，这句话很唯美，也很浪漫。陪伴有很多种，有亲情，有爱情，有友情，今天所讲的就是一种手足情。世界上有一种爱叫手足亲情，那么什么是手足呢？手足就是同父或者同母所生的孩子，他们有着一种特殊血缘关系，而有这种血缘关系的又被称为亲情。亲情是有血缘关系的人之间存在的特殊感情，不管对方怎样，也会爱对方。他们的特点是相互的，是立体的，不是单方面的。然而，有这种亲情的陪伴，叫作手足的陪伴，手足的出现，让我们有了牵绊和不舍。在我们的人生中，多了一丝希望和温暖。父母总会老去，血浓于水的是手足，陪你度过童年，走过成长，走过那些父母从叛逆到理解的历程。

第二，宝宝又有什么样的变化呢？二宝的到来，大宝也发生了很大的变化。当妈妈把二宝哄睡着的时候，大宝在边上慢慢地学会了等待，等着妈妈也陪自己入睡。当大宝有了好吃的，第一个会想到给二宝分享，慢慢地懂得了分享。当大宝带着二宝外出游玩的时候，大宝时刻注意着二宝的安全，慢慢地学会了负责。当妈妈为了二宝忙碌的时候，大宝看到了就过来帮妈

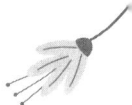

妈，慢慢地知道了什么叫作帮忙。

第三，夫妻感情是怎么升华的呢？二宝的降临，又给家庭带来了一些相当大的变化。有个科学家通过社会调查发现，夫妻在生育第一个孩子之后，婚姻的满意度就下降40%~67%。而二胎的降临会让这个满意度下降的家庭变得关系更紧密，加固了爱情的羁绊，让这个原本满意度下降的家庭又充满了曾经的爱意。

备孕焦虑怎么办

♥ 出现什么情况属于焦虑 ♥

举个例子，小张今年 30 岁了，备孕半年一直没怀上，最近几天是吃不下睡不着，还偷偷地抹眼泪。一听同事说谁怀孕了，就莫名地紧张烦躁。门诊检查还是没怀上，接着就头晕心慌，出虚汗。

如果您有小张的这种情况，那就是焦虑了。

♥ 缓解焦虑的三个办法 ♥

1. 接纳焦虑，及时倾诉

这个世界有太多的事是自己无法把控的，毕竟我们都不是上帝。接纳焦虑，接受在实现自己愿望的过程中所遇到的障碍。只要感受当下，换一个角度看问题，心情就会好起来。因为任何事情都有它的两面性，焦虑也不例外，适当的焦虑是心理健康的一种表现，是对于您的一种保护，可以让您更健康地生活，更关注检查的指标。同时建议小张一定要跟家人多聊聊天，讲讲话，发泄吐槽出来，明确具体地表达自己的不愉快。比如对老公说："在我心情不好的时候，你要坐下来陪我聊聊"；对家人说："不

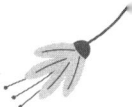

要老是追问怀孕了吗？问得我很紧张"。

也可以向有经验的孕妈宝妈们倾诉您的焦虑，听一听她们是如何解决的。无论是家人、医生还是朋友，我们都可以倾诉，他们的每一句关心都是我们的定心丸。当然了，也可以写写日记，不用揣摩用词，想到什么就写什么。

2. 鼓励自己，积极暗示

小张说，从小到大，无论是学习还是工作，她都是佼佼者，没想到要娃把她给难住了，她担心怀不上，大家笑话自己不行。亲爱的朋友，如果您检查了，医生说可以自己试，那咱们就试试。怀孕可以计划，但不要给自己设定期限，也不能因为短时间内没有怀孕而焦虑紧张，过度的焦虑紧张反而会影响卵子的正常发育，您知道吗？有些人着急要，就是要不到，检查也做了，都是正常的。在准备做试管的过程中，宝宝自己来了。再次验证了紧张焦虑是会影响怀孕的，大家一定要放轻松，心情好才好"孕"。如果医生说我们自己怀不上，那我们就让医生帮忙，现在医学技术突飞猛进，相信医生总会有办法的。大家应该更多地鼓励自己，给自己积极的暗示，这些问题可以解决，这些情况都是可以去应对的。也建议大家多看看备孕的相关书籍。有人说："我不愿意看书。"那推荐大家关注一些公众号，可以让大家了解备孕的相关知识，这样增加了掌控感和安全感，也就不会过度焦虑了。

3. 转移注意力，学会心理脱离

简单讲，就是放下不去想，合理安排自己的时间，活在当下，让生活充满乐趣。放下手机去逛街，到超市去看看有没有自己喜欢吃的蔬菜，多吃快乐食物，比如说鲜藕、香蕉、樱桃、海

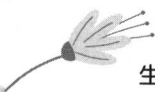

鱼。周末可以出去玩也可以一家人在一起看一场电影，听一听轻松舒缓的音乐，学一项自己喜欢的运动，并坚持下去，让身体动起来，让自己勇敢地去迎接挑战。

其实呢，最简单的应对焦虑的方法就是放松。在这里，教给大家一种最有效的放松方式，腹式呼吸。

把手放到腹部，然后慢慢地吸气，让新鲜的空气逐渐充满腹腔，去感受腹部的隆起。一直吸到满，然后屏住呼吸几秒钟，再慢慢地吐气，感受腹部慢慢回收。按这样的方式深吸深呼。深吸深呼 5~10 次。

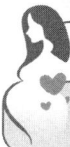

温馨提示

如症状仍未缓解，建议去正规医院找医生帮忙。

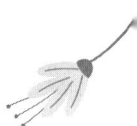

如何看待"辐射"

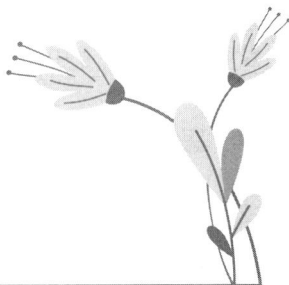

💜 什么是辐射 💜

辐射是指能量以电磁波或者粒子的形式向外扩散的现象，根据辐射能量和电离能力的高低，辐射可以分为电离辐射和非电离辐射。电离辐射的特点是波长短、频率高、能量高。有害的辐射一般指电离辐射。电磁波中波长大于 100nm 的属于非电离辐射，这些辐射频率低、能量低，通常不会对我们的健康产生危害。

💜 常见的电离辐射 💜

电离辐射大多出现于核反应过程中，阿尔法射线、X 射线和伽马射线这类高频电磁波就属于电离辐射。

💜 孕期常接触的非电离辐射 💜

手机、无线局域网（Wi-Fi）、微波炉、空调、电脑、电冰箱、洗衣机、复印机等，都属于非电离辐射，一般来说影响不是特别大。地铁、机场的安检，因为辐射量是很小的，而且它的射线在机器内部是垂直照射的，外壳有屏蔽，而且大家一般都是短

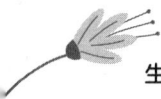

暂停留，所以不用太过担心，而车辆辐射，它每平方米的辐射含量也远低于家庭中的一个节能灯泡，所以也没有问题。

💜 医学中产生电离辐射的项目 💜

X 射线、CT（电子计算机断层扫描）、核素显像（核医学）、放疗等。

💜 孕期应用辐射性影像学检查的风险 💜

妊娠期辐射暴露的潜在不良结局，主要是胚胎死亡及胎儿生长受限、小头畸形、肿瘤、远期智力障碍等。既往资料显示，导致不良结局的风险大小和程度取决于胎儿的暴露孕周和暴露剂量。动物实验及回顾性临床资料显示，造成胎儿不良结局的最低辐射暴露剂量通常为 50~200mGy，大剂量的暴露（＞1Gy，1Gy=1000mGy）才容易导致胚胎死亡，临床上造成生后严重智力障碍的最低暴露剂量是 610mGy。据测试，临床上常用的诊断性辐射性影像学检查方法剂量通常低于 50mGy，其中常用的胸部 X 射线和胸部 CT 的胎儿辐射暴露剂量分别为 0.0005~0.01mGy 和 0.01~0.66mGy。

💜 产科影像学检查临床应用指征 💜

超声和 MRI 等影像学技术既无辐射方面的危害，又基本可以满足大部分疾病的临床需求。因此，临床上不建议妊娠期常规开展 X 射线、CT 或核素显像等辐射性影像学检查，避免不必要的胎儿辐射暴露。但超声和 MRI 无法满足的少部分疾病，仍需要采用辐射性影像学检查，其必须遵循伦理学基本原理，尊重孕

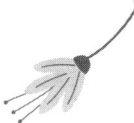

妇及家属的知情同意权。

妊娠期采用辐射性影像学检查的总体原则：①患者诊断获益大于风险原则；②遵循尽可能低剂量（as low as reasonably achievable，ALARA）的原则。

♥ 孕期如何看待辐射 ♥

第一，要尽量避免接触电离辐射。生活中看到"当心电离辐射"这些标识，孕妇一定要止步绕行。如果已经接触了放射线，或者需要去做放射性的检查，请一定咨询专业医生，医生会给您正确的指导。

第二，辐射的影响一定要看剂量。接受的辐射剂量必须高于阈值才会出现危害。在医学检查中，医疗辐射量通常远低于阈值，如果病情需要，可以在专业医师指导下接受辐射检查和治疗，并做好保护措施。

第三，生活中多学习了解科普小常识，帮助我们了解及识别辐射及辐射影响，避免焦虑，让孕期更舒心。

温馨提示

医学检查中超声、磁共振（MRI）是无辐射性的。

生二胎刚需——家庭支持（长辈篇）

♥ 长辈要用正确的态度对待小两口生二胎 ♥

随着全面二孩政策的出台，"要不要生二胎""什么时候生二胎"成了很多家庭的热议话题。长辈对子女生育二胎的态度，大致可分为以下三种类型：催生型、恐生型和尊重子女意见型。

催生型长辈认为多子多福，希望子女尽早生育二胎，并愿意提供帮助。这种类型的长辈以奉献型的父母为主，他们认为趁着自己身体好，还能帮忙带孩子。然而，过度关注、催生可能给子女带来精神压力，不利于怀孕。此外，两代人之间的育儿观念和标准不同，强加自己的观点给子女，容易引起反感，让没想好生不生的小两口产生逆反心理。所以催生不可取。

恐生型长辈则认为养育一个孩子已经足够辛苦，不希望子女再生。他们更关注自己的生活品质，可能因为现有生活成本和无法提供帮助而选择不催生。然而，以现在的生活成本，养育二胎并不轻松，如果长辈也不能施以援手，可能部分想生二胎的小两口就会放弃。日后想起总是遗憾，甚至会影响家庭和睦，所以恐生也不可取。

尊重子女意见型长辈则认为，生育是子女的个人决定，他们

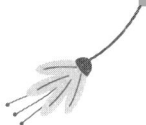

更愿意尊重并支持子女的选择。这种类型的长辈通常具备民主的特质，知道如何得体地退出子女的生活。小两口可以根据自己的实际情况做出更理性、更负责的选择，这才是长辈对待小两口生二胎的正确的态度。值得学习。

♥ 长辈要该出手时就出手 ♥

以目前的生活成本，养育二胎可能会面临很多压力。首先，经济压力增大。生二胎后，衣食住行、教育的支出增加。其次，照顾、陪伴幼儿成长需要投入大量的时间和精力。再次，对职场妈妈来说，生育二胎可能影响晋升和职业规划。所以，生育二胎面临很多压力，长辈的帮助可以解决很多难题。作为长辈，如果子女有生育二胎的意愿，及时施以援手，会让他们更有信心生育二胎。长辈帮助照顾孙辈，可以让小两口更安心工作，还可以节省保姆和幼托的费用，减轻经济负担。准妈妈也可以继续工作，增加家庭收入。所以，生育二胎需要长辈该出手时就出手。

♥ 保持界限感 ♥

长辈帮助育儿是好事，但现实生活中可能会遇到一些矛盾。如何化解矛盾呢？父母和子女要保持界限感。

家庭矛盾可能有以下几种：

育儿观念的冲突。例如，媳妇觉得纸尿裤方便，婆婆说对孩子不好，非要用尿布；媳妇觉得孩子不用穿那么多，婆婆却总怕孙子冻着。

生活习惯的冲突。例如媳妇儿不喜欢吃剩菜，婆婆吃不完的菜要反复热到吃完最后一口；婆婆起得早，媳妇儿喜欢睡懒觉，尤其是周末；婆婆觉得媳妇儿太懒，媳妇儿觉得好不容易周末睡懒觉怎么了？

很多时候，家庭矛盾便是由这种界限不清、地位和功能重合导致的冲突。那我们如何来化解家庭矛盾呢？

首先，双方需要保持界限感，明确各自的角色和责任。小夫妻要承担起自己的养育责任，长辈要做好辅助工作。第二，要互相尊重，就事论事。不能情绪化地指责、埋怨。第三，要互相包容。妻子产后处于激素波动大，易发生产后抑郁等问题的特殊阶段，需要更多关心和照顾。长辈放弃轻松悠闲的生活，给子女提供无偿帮助，理应得到感激和尊重。双方互相体谅，互相包容，可以减少不必要的摩擦。最后，如果矛盾不可调和，建议不要勉强在一起，距离产生美，分开才是明智的选择。

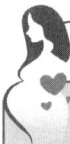

温馨提示

长辈要尊重小两口生二胎的选择。小两口养育二胎有困难时，长辈要伸出援手。保持界限感，可以化解家庭矛盾。

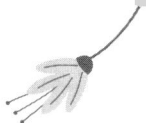

备孕二胎之家庭常见问题解答

💜 想要二胎，又担心大宝不同意，家长要怎么办 💜

在计划要二胎之前，做好大宝的心理铺垫和疏导。建议夫妻双方一起和大宝正式地谈一次话，询问大宝对于即将做哥哥或姐姐的意见。因为孩子也是家庭的一员，应该被尊重。同时，让大宝参与到二宝的诞生过程中，让孩子感觉自己很重要。比如：问大宝喜欢小弟弟还是小妹妹？告诉大宝妈妈给他和小宝买了亲子装等。随着妊娠月份的增大，可以让大宝帮忙给妈妈倒杯水等。慢慢地，大宝会习惯家里有个即将到来的新成员，看着妈妈的肚子一天天大起来，也会期待小宝的诞生，自然也不会排斥了。

💜 备孕二胎时，夫妻双方需要做哪些检查 💜

备孕二胎时，部分宝妈的年龄已经超过了 35 周岁，因为担心高龄妊娠的风险及对子代的影响而犹豫不决。其实，只要我们科学备孕，这些风险是可以有效规避的。备孕时，男女双方都要进行健康体检，常规的体检项目包括血常规、肝肾功能、免疫常规四项等；如果既往有基础疾病，还要进行疾病相关的检查；女方还要进行妇科超声、阴道分泌物的检查。如果家里有宠物，建议做 TORCH 检查。

❤ 备孕二胎时，夫妻双方在生活中需要注意些什么 ❤

宝妈们要提前 3 个月开始进行叶酸的补充，夫妻双方都要保持健康的生活方式，保持心情愉悦，保证充足的睡眠避免熬夜，保证营养均衡，并适量运动，戒烟戒酒，少喝或不喝咖啡饮料。生活中还要避免接触放射线、铅、甲醛等有害物质。

❤ 缓解二胎宝妈的焦虑，家人们要怎样做 ❤

在生活上，丈夫要给予妻子更多的关心。妻子怀孕后，丈夫要更多地分担家务，主动带大宝，让妻子有更多的时间休息。丈夫尽可能地陪伴妻子做孕检，依据妻子的口味做饭菜等。

双方父母在身体情况允许的前提下，也可以帮忙带娃，在带娃的过程中注意边界感，尤其不要和孩子说诸如"你爸妈现在要看二宝顾不上你"等话语，这会让大宝对二宝产生不满，认为是二宝夺走了父母对自己的爱。当两代人育儿观念不同时，要多多沟通，避免争吵。

温馨提示

1. 国家已颁布法令取消义务教育阶段的课外辅导机构，这将大大降低家庭的基础教育支出成本。国家连续多年上调退休人员养老金同时实施全民医保，极大地缓解了年轻人赡养老人的经济压力。这些都有效地改善了小家庭的经济状况，缓解了备孕二胎的经济压力。

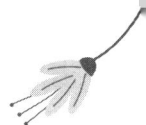

2. 国家出台多项政策鼓励生育，如：二胎补助、孕期部分检查项目免费、生育津贴、休假等，解除了备孕家庭的后顾之忧。

儿孙自有儿孙福，勇敢向前冲

💙 母亲的担忧 💙

1. 担心孩子上学期间——高学习压力

现在的孩子们普遍作业多，休息和放假时间被各类辅导班占满孩子的日程安排；另外，各种考试及小升初、初升高的升学压力。

2. 担心毕业后——高就业压力

现在流行的一句话——"毕业就等于失业"，展现了现在职场的现状，真的是"一职难求"，好多高校毕业生毕业后找不到理想满意的工作。

3. 担心成家后——高生活压力

成家后，大多数人需要面临房贷、车贷、养娃及日常开销这些压力。

💙 憧憬未来，儿孙自有儿孙福 💙

针对孩子们目前和将来面临的情况，国家出台了很多相关政策和应对措施来缓解压力。

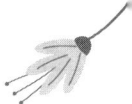

1. 关于学习方面

国家出台了"双减"政策，指出，要有效地减轻义务教育阶段孩子们过重的作业负担和校外培训负担。2021 年 3 月还颁布了"睡眠令"，"睡眠令"和"双减"政策出台后，中小学生睡眠时长不同程度地增加，可见减负政策国家一直在进行中，还取得了好的效果。

2. 关于就业方面

国家下了很大力度，比如推动就业创业，支持和规范发展新就业形态；稳定和扩大就业的岗位和渠道；进一步加大就业服务、技能培训等方面的政策支持力度。以此缓解大学生的就业压力，帮助年轻人通过劳动和奋斗更好地实现自己的人生价值。

3. 关于生活压力方面

大家要树立信心，相信孩子们能和我们一样，有能力适应，甚至比我们更优秀，变压力为动力，去直面压力、稀释压力，激发斗志，成就更优秀的自己。

有您的鼓励和榜样，孩子们的未来必定是优秀的。

❤ **勇敢向前冲** ❤

心有所向，未来便可期，相信孩子们定会有个美好的未来。放下顾虑，勇敢向前，勇敢要娃。不过分担忧焦虑，和宝宝其乐融融，享受孕育、养育、培育这些美好的过程。

备孕二宝，如何解开大宝的"梗"

随着二孩、三孩政策放开，很多家庭也将要二宝的事儿提上议程。那么，对于要二宝，大宝会咋想呢？

♥ 对于二宝到来的态度 ♥

1. 欢迎家庭新成员，有新伙伴。

2. 中立态度，不反对，也能接受。

3. 反对（重点讲述），通过哭闹、不吃饭、不上幼儿园或学校等各种方式，表示坚决反对。

♥ 如果反对，"梗"在哪？为什么反对 ♥

我们需要长期、细致、用心地去观察，了解并理解大宝。在心理学上，我们人类一时难以接受新鲜的事物或者人物、环境，其实就是我们对"新事物 / 环境"的未知、不了解。因为未知，所以疑虑，甚至恐惧、逃避、拒绝、反对，成年人如此，何况是心智、身体各方面都还幼小、正在成长中的孩子（大宝）。尤其是，可能到来的，会是一个和她 / 他同层面、在某种程度上有竞争的潜在人物。担心新人物（二宝）的到来，随之相应的其他人物、事物、时间、空间（环境），都可能变化。爷爷奶奶、爸爸

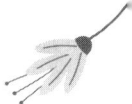

妈妈等所有围绕他、以他为中心的爱、陪伴可能减少，被抢走吃的、用的、玩具，"霸主""小太阳地位"动摇，"以太阳为中心的太阳系"地位一去不复返。这些未知的、可能"不好"的变化，让大宝疑虑、担心，上升到反对。

❤ 找到原因，对症下药，早发现、早诊断、早治疗 ❤

1. 早发现

考虑到要二宝，备孕之前就要为大宝做心理建设！备孕不仅是夫妻双方孕前检查、补充叶酸、锻炼身体，还要有大宝的参与。早期做好心理建设，理解他的想法——人类对稳定和爱的心理需求。要细心、耐心观察、沟通、交流，了解大宝对二宝到来的态度。

2. 早诊断

若发现"反对梗"，找出"反对梗"的原因。

3. 早治疗

要对因治疗。大宝担心竞争，抢走爱、时间、陪伴、玩具……

（1）我们就应该给他坚定的态度和爱，告诉他："有了弟弟/妹妹，一样爱你，二宝也会爱你，多了一份爱，我们都是最亲近的家人。"

（2）我们要告诉大宝会陪着他和二宝一起玩游戏、讲故事……（强调早、强调持续），孕前、孕期经常陪伴他，给他足够的关爱和时间。

（3）引导他学会分享，让他邀约小朋友、同学一起玩，分享食物、玩具，鼓励、表扬他的分享行为。告诉他，有了二宝，经

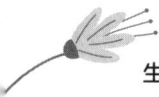

过他的同意，才会把他的玩具或者其他东西给二宝玩、使用，他和二宝各自都有玩具，分享的话，就可以玩更多的玩具，品尝更多的美食……放到结合具体生活事件当中，比如约不到小朋友玩的时候（人家要去串亲戚、上辅导班），就趁机告诉他，有了二宝，有时候就可以不用和其他小伙伴预约时间，家里就随时有小伙伴一起玩耍。孕期都让大宝参与，结合具体生活事件、事物给他诱导上述观点，逐步解除他的疑虑、担心。比如，和他分享孕期感受，他小时候在妈妈肚子里也是这样调皮、可爱，带他一起挑选婴童用品，同时给他也买玩具、生活、学习用品，让他感受到平等、爱，对二宝的到来有所期待。

笔记页

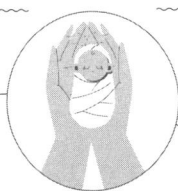

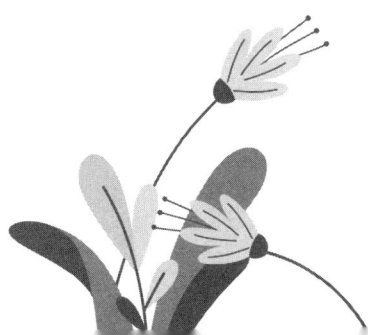

笔记页

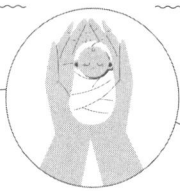

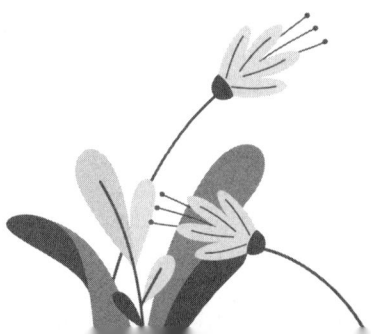

笔记页

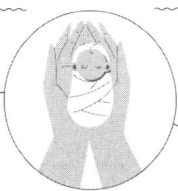

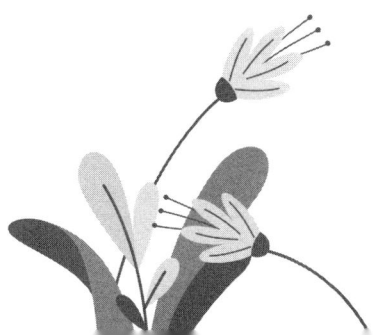

笔记页

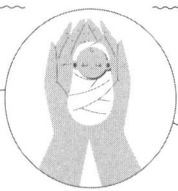

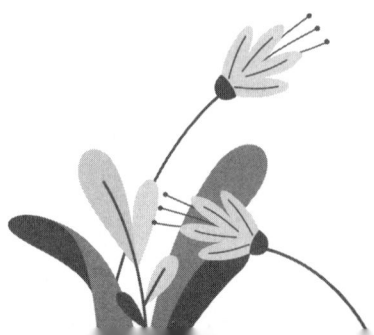